Hans-Rudolf Weiß

Befundgerechte Physiotherapie bei Skoliose

D1723138

Pflaum Physiotherapie
Herausgeberin: Ingeborg Liebenstund

Hans-Rudolf Weiß

Befundgerechte Physiotherapie bei Skoliose

Das neue Schroth basierte Behandlungskonzept

unter Mitarbeit von Ulrike Hammelbeck
und Elisabete Santos Leal

3., überarbeitete
und erweiterte Auflage

Pflaum Verlag München

Autoren:

Dr. med. Hans-Rudolf Weiß
Orthopädie, Physikalische und
Rehabilitative Medizin,
Chirotherapie, Physikalische Therapie
Gesundheitsforum Nahetal
Alzeyer Str. 23
D-55457 Gensingen, Germany
Tel.: ++49 (0)6727 894040
Fax: ++49 (0)6727 8940429
www.skoliose-dr-weiss.com

Ulrike Hammelbeck B. Sc. (Phys.TH)
Physio am Schlossgarten
Hüfferstr. 22
48149 Münster
info@physio-schlossgarten.de

Elisabethe Santos Leal OMT
Physiotherapeutin in der Praxis Falkenberg &
Schatz, Westfalenstr. 5–7, 58636 Iserlohn,
Lehrtätigkeit an der Physio-Akademie des
ZVK und an der Physiotherapeutenschule
Iserlohn
Elli.Santos@gmx.de

Impressum

CAVE / Warnhinweis:
Bitte beachten Sie: Die medizinische Entwicklung schreitet permanent fort. Neue Erkenntnisse, was Medikation und Behandlung angeht, sind die Folge. Autoren und Verlag haben größte Mühe walten lassen, um alle Angaben dem Wissensstand zum Zeitpunkt der Veröffentlichung anzupassen. Dennoch ist der Leser aufgefordert, Dosierungen und Kontraindikationen aller verwendeten Präparate und medizinischen Behandlungsverfahren anhand etwaiger Beipackzettel und Bedienungsanleitungen eigenverantwortlich zu prüfen, um eventuelle Abweichungen festzustellen.

Bibliografische Information Der Deutschen Nationalbibliothek
Die Deutsche Nationalbibliothek verzeichnet diese Publikation in der Deutschen Nationalbibliografie; detaillierte bibliografische Daten sind im Internet über http://dnb.d-nb.de abrufbar.

ISBN 978-3-7905-0997-7

© Copyright 2011 by Richard Pflaum Verlag GmbH & Co. KG
München • Bad Kissingen • Berlin • Düsseldorf • Heidelberg

Satz: Elisabeth Schimmer, Ergoldsbach
Druck und Bindung: Druckerei Sommer, Feuchtwangen

Informationen über unser aktuelles Buchprogramm finden Sie im Internet unter: http://www.pflaum.de

Inhalt

Für die „Grandes Dames"
der krankengymnastischen
Skoliosebehandlung
Katharina Schroth und Christa Lehnert-Schroth

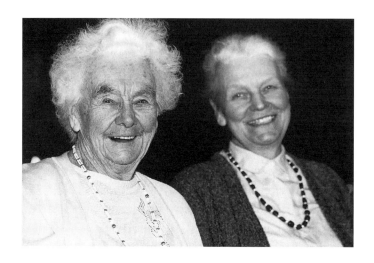

Vorwort

Mit großer Freude habe ich mich ans Werk gemacht, das Buch „Befundgerechte Physiotherapie bei Skoliose" zu bearbeiten, nachdem die zweite Auflage vergriffen war. Bei der Durchsicht des Buches wurde mir schnell klar, dass es in der vorliegenden Form keinesfalls mehr als aktuell angesehen werden konnte.

Die ersten drei Kapitel, „Einleitung, Geschichte und Befunderhebung" bedurften nur kleinerer Anpassungen, ebenso wie die „Leitlinien." Das Kapitel „Krankengymnastische Befunde" musste allerdings vollständig überarbeitet werden.

Ausgehend von den Basismustern „3-bogig" und „4-bogig," sollten ja im folgenden Kapitel die spezifischen Übungen beschrieben werden. Nachdem die in der zweiten Auflage dargestellte Rigo-Klassifikation 2010 nochmals aktualisiert wurde und vollkommen andere Muster-Bezeichnungen trägt, sollten die Leser dieses Buches sich nicht noch tiefer mit den „kleinen" Unterschieden bei den einzelnen Krümmungen beschäftigen müssen, zumal schon die letzte Rigo-Klassifikation für viele Leserinnen und Leser – wie ich gehört habe – nicht leicht verständlich war.

Daher habe ich mich dazu entschlossen, eine eher praxisorientierte Klassifikation zu erarbeiten, die auf dem bewährten Prinzip der 3- und 4-bogigen Skoliose aufbaut. Dieses auf meine Mutter, Christa Lehnert-Schroth, zurückgehende Prinzip hat weiterhin Gültigkeit und ist in der physiotherapeutischen Praxis die maßgebliche Hilfe bei der Übungsauswahl und Übungseinstellung.

Das Kapitel „Die Befundgerechte Physiotherapie" wurde vollkommen neu gestaltet. Entsprechend der gegliederten Darstellung der Behandlungsmethoden in der dritten Auflage meines englischsprachigen Buches, „Best Practice" in conservative scoliosis care, Pflaum 2010, sollte auch im deutschen Lehrbuch auf die didaktisch optimierte Abfolge der Behandlungsmethoden geachtet werden.

Das physio-logic®-Programm wird weitgehend unverändert dargestellt, es folgen die Alltagsaktivitäten und dann – erstmals in diesem Buch beschrieben – die aus den Alltagsaktivitäten entwickelten Übungen des Programms „3D-einfach gemacht". Dieses kann als Vorläufer zum Schroth Programm angesehen werden, versteht man doch die etwas komplexeren Schroth Übungen sehr viel schneller, wenn man zuvor eine Übung aus dem Programm „3D-einfach gemacht" erlernt hat.

Bei den Schroth Übungen beschränken wir uns auf die wichtigsten, und das sind nach meiner Auffassung die Übungen in aufrechter Ausgangsstellung. Mit einem gewissen Unbehagen habe ich feststellen müssen, dass Schroth Übungen anderen Orts immer öfter im Liegen durchgeführt werden, mit der Unterstützung mehr oder weniger gut ausgebildeter Therapeuten, die dann um die Patienten herum kriechen, um die entsprechenden taktilen Reize zu geben. Nur im Stand oder in aufrechter Position kann man Stellreflexe aktivieren, die schon vor Ausführung der Übung eine automatische, da reflektorische, Grundkorrektur vorgeben, auf die dann die eigentliche Übung „aufgepfropft" wird. Bei Ausgangsstellungen im Liegen verzichtet man also auf machtvolle Wirk- und Kräftigungsmechanismen.

Ein Argument für die liegende Position wird immer wieder zu Felde geführt: Man könne im Liegen besser die Nebenkrümmungen im Zaum halten. Ich halte es für eine Kunst, die Nebenkrümmungen auch in aufrechter Position zu beherrschen, eine Kunst, welche leider zunehmend verloren geht.

Ferner wissen wir, dass es bei der Korrektur hauptsächlich um die Hauptkrümmungen geht. Nachdem bekannt geworden ist, dass Doppelkrümmungen nach Wachstumsabschluss am stabilsten bleiben und außerdem am wenigsten auffallen, habe ich das folgende Paradigma eingeführt: Wenn man gegen Ende des Wachstums eine dekompensierte Krümmung unter Beachtung der Nebenkrümmungen nicht mehr ausreichend rekompensieren kann, so darf man durchaus eine Verstärkung der Nebenkrümmung in Kauf nehmen, wenn das zu einer Rekompensation der Hauptkrümmung führt.

Neue Erkenntnisse gibt es auch hinsichtlich der Bedeutung neuraler Strukturen für die Skolioseentstehung und ihre Behandlung. Es wird in maßgeblichen wissenschaftlichen Kreisen angenommen, die idiopathische Skoliose sei Folge einer Verkürzung oder einer funktionellen Beeinträchtigung der Gleitfähigkeit des Rückenmarks (functional tethering). Daher wird den Techniken der Neuromobilisation in Zukunft sicherlich mehr Gewicht eingeräumt werden müssen. Ich freue mich daher sehr, dass Elli Santos, Schroth Therapeutin und Lehrerin der Manuellen Therapie, mein Buch nun mit der theoretischen und praktischen Beschreibung dieser physiotherapeutischen Techniken unterstützt und auch das zur Illustration nötige Bildmaterial beigesteuert hat.

Nachdem in ambulanten Zentren bei jugendlichen Skoliosepatienten im internationalen Vergleich ähnliche Ergebnisse erzielt werden konnten, wie unter den einzigartigen stationären Bedingungen in Deutschland, hat die stationäre Rehabilitation mit Behandlungszeiten von mehreren Wochen sicherlich an Bedeutung eingebüßt. Ambulante Intensivkonzepte und die stationäre Kurzrehabilitation werden zukünftig sicherlich einen Aufwind verspüren, wenn man Aufwand, Kosten und Ergebnisse dieser Maßnahmen kalkuliert. Daher habe ich für die Intensivrehabilitation in dieser Auflage kein eigenes Kapitel mehr vorgesehen.

Erwachsene Patienten mit Skoliose benötigen allerdings bei funktionellen Beeinträchtigungen und bei chronifiziertem Schmerz ein stationäres Umfeld zur

Rehabilitation sowie die mehrwöchige Herauslösung aus ihrer sozialen Umgebung, um in einem gesicherten Bereich die nötigen Bewältigungsstrategien zu erlernen. Die sekundären Funktionseinschränkungen können in jeder orthopädischen Rehabilitationseinrichtung behandelt werden, wenn im Rahmen der „Nachsorge" auch die methodischen Grundsätze der skoliosespezifischen Korrekturmöglichkeiten erlernt werden können. Den besonderen Bedürfnissen der erwachsenen Skoliosepatienten wurde daher ein eigenes Kapitel gewidmet, welches ich Ulrike Hammelbeck, BSc, Lehrerin an der Physiotherapieschule in Münster, verdanke.

Das Kapitel zur Korsettversorgung wurde ebenfalls dem aktuellen Kenntnisstand angepasst und beinhaltet nun die Beschreibung der Skolioseorthesen, die dem „Best Practice" Standard entsprechen, die Beschreibung von Korsetten, die ausgezeichnet korrigieren können und dabei am angenehmsten zu tragen sind. Aufgeräumt wird in diesem kurzen Kapitel auch mit einigen „Märchen", mit denen die Betroffenen leider immer wieder in die Irre geführt werden.

Dieses Buch soll als Grundlage für ein neues, leicht verständliches Kurssystem für Physiotherapeuten dienen. Mit Hilfe der hier beschriebenen Techniken ist es möglich, dass Physiotherapeuten schon nach einem Wochenendkurs in die Lage versetzt werden, Patienten mit kleineren Krümmungen von < 30° wirksam zu behandeln.

Für alle, die eine größere Anzahl an Skoliosen auch mit Krümmungswinkeln von regelmäßig > 30° zu versorgen haben, bieten wir einen 3-tägigen Expertenkurs und einen 2-tägigen Prüfungskurs an. Nachdem wir die ersten 3-Tages-Intensivbehandlungen von Patienten mit Skoliose durchgeführt haben, sehen wir uns in die Lage versetzt, auf der Grundlage dieses Behandlungskonzepts auch die Kurse für Physiotherapeuten neu zu gestalten.

Ich bin Frau Eva Neureuther vom Pflaum Verlag dankbar für ihre stete Unterstützung und dafür, dass sie für eine schnelle Umsetzung der Neuauflage gesorgt hat. Danken möchte ich ferner den Schroth-Therapeutinnen und „Best Practice"-Instruktorinnen, Elli Santos und Ulrike Hammelbeck für die wertvollen Anregungen und Beiträge zu dieser Auflage.

Besonderer Dank gebührt auch meinen beiden Töchtern, Anna und Paula Weiß, die mir für viele Übungen dieses Buches so geduldig Modell gestanden sind und mir damit eine große Hilfe gewesen sind.

Allen Leserinnen und Lesern herzliche Dank dafür, dass Sie die neue Auflage nötig gemacht haben.

Gensingen im Sommer 2010   *Hans-Rudolf Weiß*

1 Einleitung

Die Skoliose wurde früher als teilstrukturelle Seitverbiegung der Wirbelsäule definiert, welche nicht mehr vollständig aufgerichtet werden kann (Meister 1980, Heine und Meister 1972). Im Gegensatz zu den Skoliosen bekannter Ätiologie (angeborene Skoliose, neurogene Skoliose, myogene Skoliose, Skoliose bei Stoffwechselerkrankungen oder Systemerkrankungen, Skoliosen bei seltenen Syndromen) tritt die idiopathische Skoliose *(Abb. 1.1)* ohne ersichtlichen Grund vor Einsetzen der Skelettreife auf (Heine 1992, Perdriolle u. Vidal 1985). Die idiopathische Skoliose stellt gegenüber den Skoliosen bekannter

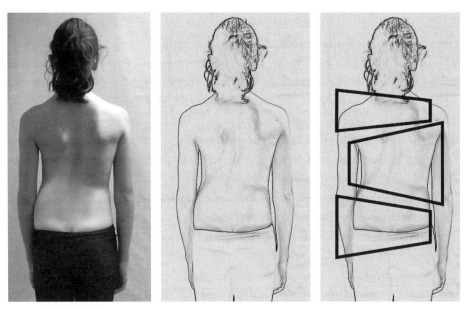

Abb. 1.1 Deutlich sichtbare Skoliose bei einer 13-jährigen. Alle Komponenten einer Skoliose sind klar zu erkennen: 1. Seitabweichung, 2. Rippenbuckel als Ausdruck einer Verdrehung der Rumpfabschnitte gegeneinander und 3. Flachrücken mit deutlicher Reduktion der Kyphose im thorakalen Wirbelsäulenabschnitt. Auf dem mittleren Bild wird die Seitabweichung der Wirbelsäule deutlich und auf dem rechten Bild sind zusätzlich die gegeneinander verschobenen Rumpfabschnitte gekennzeichnet (s.a. Kapitel 5).

Abb. 1.2 a und b
a Thorakal rechtskonvexe Seitverbiegung auf der Röntgenganzaufnahme. Die gesamte Wirbelsäule ist abgebildet ebenso wie die Beckenkämme, an denen die Reifezeichen abgelesen werden können. Die Brustkorbkrümmung liegt bei 25°, und die Verbiegung wäre nach radiologischen Kriterien als thorakal einbogig anzusehen.
b Zu erkennen ist eine ausgeprägte rechtsthorakale Seitverbiegung auf einer Wirbelsäulenganzaufnahme im Stehen mit einem Krümmungswinkel von über 60°, die lumbale Ausgleichskrümmung zeigt eine deutliche Rotation der Dornfortsätze in die Richtung der lumbalen Konkavseite.

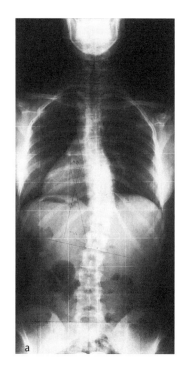
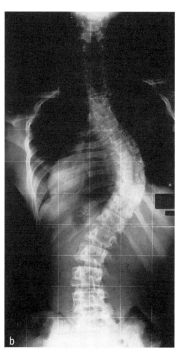

Ursache mit 80–90% den größten Anteil. Eine asymmetrische Rumpfsilhouette im Stand wird eine idiopathische Skoliose vermuten lassen, während vor allem beim Vorbeugetest die strukturelle Komponente der Skoliose durch den in dieser Haltung hervortretenden Rippenbuckel oder Lendenwulst deutlicher in Erscheinung tritt. Durch die nach ventral verdrehten Rippen auf der thorakalen Konkavseite entsteht zusätzlich ein sogenannter ventraler Rippenbuckel. Die Diagnose einer Skoliose wird am besten durch Röntgenganzaufnahmen der Wirbelsäule im Stehen gesichert *(Abb. 1.2a–b)*.

Im Zeitalter des digitalen Röntgens kann man bei optimaler Einstellung oftmals, zumindest zur Verlaufskontrolle, mit einer „kleinen" Aufnahme mit reduzierter Belichtungszeit auskommen. Bei Patienten mit einer Körpergröße über 165 cm sind allerdings zwei Teilaufnahmen zu fertigen.

Die Auswertung der Röntgenbilder erfolgt durch die Ausmessung des Krümmungswinkels nach Cobb (1948), die Ausmessung der Scheitelwirbelrotation und durch die Ermittlung der knöchernen Reifezeichen *(Abb. 1.3)*. Krümmungen von weniger als 10 Grad nach Cobb (1948) werden nicht als Skoliosen definiert.

Das weibliche Geschlecht wird von der idiopathischen Skoliose im Verhältnis von etwa 4:1 häufiger betroffen. Zwar ist die Häufigkeitsverteilung zwischen männlichem und weiblichem Geschlecht bei Krümmungen unter 10 Grad gleich, je

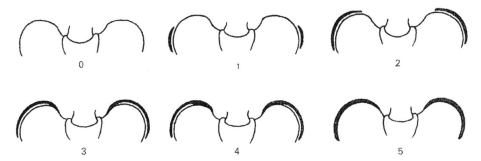

Abb. 1.3   Darstellung der Knochenreife nach Risser in Anlehnung an Henke (1982). Bei einem Risserzeichen von 0 steht der puberale Wachstumsschub größtenteils noch bevor, ab einem Risser-Stadium von 3 ist die Hauptwachstumsphase abgeschlossen, auch bei Wirbelsäulenoperationen entstehen keine wachstumsbedingten Operationskomplikationen mehr. Wachstumsabschluss wird durch ein Risser-Stadium 5 angezeigt, obwohl in manchen Fällen ein Risser 4 auch im Erwachsenenalter bestehen bleibt.

schwerer aber die Krümmung wird, desto deutlicher ist die Bevorzugung des weiblichen Geschlechts (Weinstein 1985).

Gesicherte Erkenntnisse über den natürlichen Verlauf der unbehandelten idiopathischen Skoliose liegen bislang noch nicht vor. Auch in der neueren Literatur gibt es unterschiedliche Angaben zur Progredienz, zumal den Einzeluntersuchungen unterschiedliche Ausgangsbedingungen zugrunde liegen und der Begriff „Progredienz" zum Teil doch recht uneinheitlich definiert wird. Es kristallisiert sich allerdings heraus, dass kleine Wirbelsäulenverbiegungen einen eher günstigen Verlauf nehmen (Brooks et al. 1975, Rogala et al. 1978). Demgegenüber geben Sahlstrand und Lidström (1980), Lonstein u. Carlson (1984) und Heine (1992) übereinstimmend an, dass Krümmungen größeren Ausmaßes prozentual gesehen sehr viel mehr zu einer Progredienz neigen. Das Risiko zu einer Progredienz ist beim weiblichen Geschlecht gegenüber dem männlichen bei vergleichbaren Krümmungsformen etwa 10fach erhöht (Weinstein 1985). Mit zunehmender Skelettreife sinkt das Risiko zu einer Progredienz, obwohl bei höhergradigen Krümmungen trotz vorhandener Skelettreife noch eine beträchtliche Tendenz zur Verschlechterung bestehen kann.

Mit dem Erreichen der Skelettreife wird die Tendenz zu einer weiteren Krümmungszunahme demnach deutlich geringer. Duriez (1967), Collis u. Ponseti (1969) und Weinstein (1986) fanden heraus, dass Krümmungen prinzipiell während des gesamten Lebens fortschreiten können. Dies betrifft jedoch in der Regel nur Verkrümmungen über 30 Grad, am stärksten solche zwischen 50 und 75 Grad zum Zeitpunkt der Skelettreife, welche kontinuierlich 0,75 bis 1 Grad zunehmen (Weinstein, 1986). Caillens et al. (1991) beschrieben, dass zwischen dem 50. und 70. Lebensjahr bei stärkeren Lumbalskoliosen nochmals mit einer Progredienz von mehr als 2 Grad pro Jahr gerechnet werden muss. Im Alter zwischen 65 und 80 Jahren zeigte sich in der Untersuchung gar eine Krümmungszunahme um mehr als 5 Grad pro Jahr. Bislang ist allerdings nicht geklärt, ob diese Krümmungszunahmen Krankheitswert besitzen.

Hauptziel krankengymnastischer Bemühungen ist dementprechend auch das Aufhalten einer Krümmungszunahme. Nebenziele sind die Prävention sekundärer Funktionsstörungen, die sich im Bereich des Bewegungsapparates, aber auch im Bereich des kardiopulmonalen Systems manifestieren können.

Es ist schon seit der Untersuchung von Collis u. Ponseti (1969) bekannt, dass SkoliosepatientInnen nicht mehr als ein nicht von der Skoliose betroffenes Kontrollkollektiv von Rückenschmerzen betroffen sind. Nach neueren Untersuchungen (Weiß 1993a, Weiß et al. 1998a) lässt sich keine Verbindung zwischen Ausmaß des Krümmungswinkels und Rückenschmerzen nachweisen. Sofern Schmerzen vorliegen, besteht interessanterweise bei den SkoliosepatientInnen eine erhöhte Schmerzanfälligkeit in Krümmungsscheitelhöhe (Weiß 1993a).

Auch wenn zwischen Krümmungswinkel und Schmerz keine Korrelation besteht, so lässt sich doch der Schmerz bei PatientInnen mit Skoliose durch eine intensive krankengymnastische Therapie im Rahmen der stationären Rehabiliation günstig beeinflussen (Weiß 1993a, Weiß et al. 1998a).

In der Regel haben SkoliosepatientInnen große Angst vor den Einschränkungen im kardiopulmonalen Bereich. Diese Ängste sind jedoch meist unbegründet. Nach Pehrsson et al. (1992) führen Krümmungen unter 100 Grad nicht zu lebensverkürzenden kardiopulmonalen Einschränkungen. Patienten mit deutlich weniger als 100 Grad nach Wachstumsabschluss sind dementsprechend nicht von einem Cor pulmonale bedroht, was aber nicht heisst, dass nicht auch Betroffene mit Krümmungen von weit mehr als 100 Grad 80 Jahre alt werden können und auch nicht zwangsläufig über eine mangelhafte Lebensqualität klagen. Es ist allerdings bekannt, dass Beeinträchtigungen der Atemmechanik und der Leistungsfähigkeit schon bei geringeren Krümmungswinkeln bestehen können (DiRocco und Vaccaro 1988, Weber et al. 1975). Aus diesem Grunde spielt die Rehabilitation der Atmung im Rahmen der Physiotherapie bei Skoliose nicht nur zur Korrektur des skoliotischen Atemmusters, sondern auch zur Besserung der Atemfunktion und damit der Leistungsfähigkeit der Betroffenen eine große Rolle.

Die krankengymnastische oder überhaupt die gymnastische Behandlung der Skoliose hat in Europa und hier speziell in Deutschland eine lange Tradition.

Auch im europäischen Ausland gibt es eine Vielzahl spezialisierter Zentren, welche sich mit der Physiotherapie bei Skoliose befassen. Zwanzig Jahre lang existierte eine europäische Gesellschaft zur krankengymnastischen Behandlung der Skoliose (Groupe Européen Kinésithérapie Travail sur la Scoliose, GEKTS), deren Mitglieder sich jährlich auf wissenschaftlichen Kongressen zur Weiterentwicklung der physiotherapeutischen Ansätze austauschten. Diese Gruppe ist mittlerweile in der SIRER (Société Internationale de Recherches et d'Etudes sur le Rachis) aufgegangen, wobei die Skoliosebehandlung ein Schwerpunkt geblieben ist. Durch die Sprachbarriere haben sich nur wenige Kontakte dieser ursprünglich französischsprachigen Gesellschaft zu deutschen Spezialisten ergeben.

Heute gibt es eine internationale Gesellschaft (SOSORT), die es sich zur Aufgabe gemacht hat, den konservativen Behandlungsstandard international zu verbessern. Leider hat sich diese Gesellschaft eher zu einer Plattform der Selbstdarstellung Einzelner entwickelt, wobei das eigentliche Ziel, mit den bestmöglichen Methoden weiterzuarbeiten, etwas in den Hintergrund getreten ist. Dies war der Grund für die Gründung einer neuen internationalen Gesellschaft (IASR), mit Mitgliedern, die sich darin einig sind, einen bestimmten Behandlungsstandard als Ausgangspunkt für die Weiterentwicklung zukünftiger Behandlungsansätze zu akzeptieren. Hierdurch sollen unnötige Parallelentwicklungen vermieden werden.

In Deutschland selbst gab es eine Vielzahl krankengymnastischer Behandlungsansätze. Letztendgültig durchgesetzt haben sich die Behandlungsverfahren auf entwicklungskinesiologischer Grundlage (Vojta und E-Technik) für die Frühbehandlung der Skoliose und die dreidimensionale Skoliosebehandlung nach Katharina Schroth® für die Frühbehandlung wie auch für die prognostisch ungünstigeren Fälle auch begleitend zur Korsetttherapie.

Das PEP-Verfahren (peripher evozierte Posturalreaktionen) wird heutzutage ebenfalls in der Frühbehandlung vor allem bei Kindern unter 10 Jahren angewendet.

Neuere Erkenntnisse zur Korrigierbarkeit der Skoliosen (Weiß, Dallmayer und Gallo 2006) lassen den Schluss zu, dass die Seitverbiegung der Wirbelsäule wie auch die Wirbelsäulenrotation durch eine einfache Korrekturbewegung vermindert werden können. Allein durch Verstärkung der lumbalen Lordose auf Höhe des 2. Lendenwirbelkörpers in Verbindung mit einer Verstärkung der Kyphose im unteren Brustkorbbereich wird eine Verringerung der nach außen sichtbaren Zeichen einer Skoliose möglich. Dementsprechend werden neuerdings vermehrt Übungen zur Korrektur des Sagittalprofils in das Schroth-Konzept integriert. Diese „physio-logic®" genannten Übungen haben bei zusätzlicher Anwendung im Rahmen der Skoliose Intensiv Rehabilitation (SIR) das Behandlungsergebnis in erheblicher Weise (Weiß und Klein 2006) verbessert.

Die Langzeitprognose der Idiopathischen Adoleszentenskoliose ist quo ad vitam insgesamt günstig. Die dennoch bedeutsamen Zeichen und Symptome einer Idiopathischen Skoliose, auch gering gradigeren Ausmaßes (Hawes und O´Brien 2006) müssen jedoch aufgrund ihrer volkswirtschaftlichen Bedeutsamkeit (vermehrte Krankheitsanfälligkeit, Arbeitsunfähigkeit) Zielparameter der konservativen Skoliosebehandlung sein.

Im Langzeitvergleich haben operierte und korsettbehandelte Skoliosepatienten mit vermehrtem Verschleiß und – nach aktuellen Untersuchungen – mit einer leicht erhöhten Schmerzinzidenz zu rechnen (Danielson und Nachemson 2001, Danielsson, Viklund, Phersson und Nachemson 2001). Die Beeinträchtigungen durch die Skoliose sind im Langzeitverlauf für operierte und nicht operierte Patienten gleich stark, den Beeinträchtigungen (Funktionsverlust, Reduktion des allgemeinen Gesundheitszustandes, erhöhte Schmerzinzidenz, Beeinträchtigung der Lungenfunktion) kann also nicht durch eine Operation vorgebeugt werden.

Durch aktuellere systematische Reviews von Negrini et al. (2008) und Maruyama (2008) ist nachgewiesen, dass sowohl die Physiotherapie bei Skoliose, als auch die Korsettversorgung als evidenzbasierte Behandlungsverfahren gelten können. Interessant ist die randomisierte, kontrollierte Untersuchung aus China, nach der auch unspezifische Übungen offenbar eine positive Wirkung auf Skoliosen haben.

In einem systematischen Review zum gesamten Behandlungsspektrum, einschließlich der Operation, kam zu Tage, dass die konservativen Behandlungsmaßnahmen als wirksam eingeschätzt werden können, die operativen Behandlungsverfahren jedoch nicht (Weiss und Goodall 2008).

Somit können wir uns mit Selbstbewusstsein der konservativen Behandlung der Skoliose widmen, zumal wesentliche Nebenwirkungen und Risiken für konservative Verfahren nicht beschrieben sind.

2 Geschichte

Bereits Hippokrates (460–375 a.D.) beschrieb die Skoliose und deren Behandlung *(Abb. 2.1)*. Eine der Ursachen für die Verformung der Wirbel war nach Hippokrates die Luxation der Wirbelsäule. Er versuchte dieser Luxation durch mechanische Apparate entgegenzuwirken. Dabei bediente er sich des Luxationstisches nach Hippokrates. Galenos (130–201 p. D.) bezeichnete die Wirbelverformungen folgendermaßen:

▷ Kyphose (Krümmung nach hinten)
▷ Lordose (Krümmung nach vorne)
▷ Skoliose (seitliche Verkrümmung).

Auch die Römer haben später den hippokratischen Luxationstisch gekannt. Im 16. Jahrhundert war der Luxationstisch des Hippokrates noch immer als wirksame Methode anerkannt. Im selben Jahrhundert wurden allerdings auch schon die ersten Stützkorsette beschrieben, welche später von Paré perfektioniert wurden (Paré 1840).

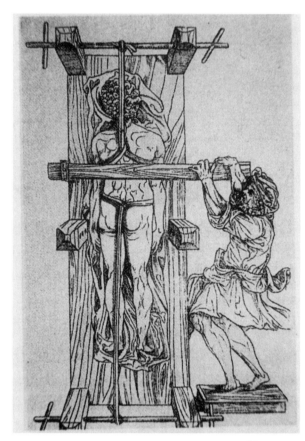

Abb. 2.1
Sogenannter Luxationstisch nach Hippokrates.

Erst zum Ende des 19. Jahrhunderts und besonders zu Beginn des 20. Jahrhunderts wurde eine systematische orthopädische Krankengymnastik durchgeführt. Diese krankengymnastische Behandlung wurde durch die Gründung verschiedener orthopädischer Institutionen gefördert.

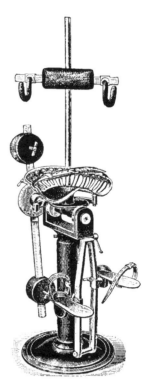

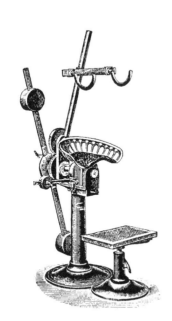

Abb. 2.2
Darstellung zweier Redressionsapparate für die Wirbelsäulengymnastik. Es wurde hierbei der Rumpf gegen die Sitzfläche bewegt, weshalb diese Apparate als „Rumpfpendel" bei Schanz (1904) beschrieben worden sind.

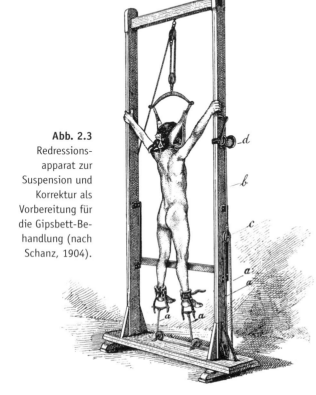

Abb. 2.3
Redressionsapparat zur Suspension und Korrektur als Vorbereitung für die Gipsbett-Behandlung (nach Schanz, 1904).

Die Einführung dieser Institutionen, welche eine zeitlich intensive Behandlung ermöglichten, war eine Voraussetzung für den Erfolg der Haltungsschulung. Unter der Aufsicht eines Arztes wurde in solchen Spezialeinrichtungen oft stundenlang an der Anpassung eines Korsetts gearbeitet. Zusätzlich wurden gymnastische Übungen durchgeführt, häufig unter Zuhilfenahme speziell für die Skoliosebehandlung konstruierter Apparate *(Abb. 2.2–2.3)*. Der Aufenthalt in diesen Einrichtungen war sehr teuer, nur wenige konnten sich eine solche Behandlung leisten.

Zander (1893) versuchte schon im 19. Jahrhundert den Nachteil eines hohen personellen Aufwandes durch die Konstruktion mannigfaltiger Geräte auszugleichen. Anstelle des manuellen Widerstandes des Therapeuten setzte er adäquate Geräte ein, bei denen der zu überwindende Widerstand je nach Bedarf verringert oder vergrößert werden konnte, wobei der Umfang des Widerstands durch Gewichte einzustellen war.

Lorenz (1886) und Hoffa (1905) entwickelten die Behandlung der passiven Aufrichtung. Hierbei wird versucht eine Korrektur der Wirbelsäule durch passives Umkrümmen zu erreichen. Neben den Lorenzschen Umkrümmungsübungen, die mit Hilfe von speziellen Geräten durchgeführt wurden *(Abb. 2.4)*, führte Hoffa (1905) aktive Aufrichtungsübungen bei der Behandlung der Skoliose ein. Parallel zu den manuellen Aufrichtungsversuchen wurde auch die Therapie mit Hilfe von Maschinen weiterentwickelt, wie sie von Wullstein (1902) angewendet wurde *(Abb. 2.5)*. Die PatientInnen wurden zuerst mit verschiedenen Geräten gestreckt, bevor sie im Gips oder mit Hilfe von Orthesen mehrere Jahre immobilisiert wurden, um die Wirbelsäule zu stabilisieren.

Vor 1905 entwickelte Klapp seine eigene Methode. Diese

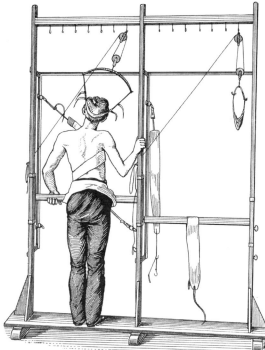

Abb. 2.4
Modifikation des Lorenzschen Spiralzuges nach Schanz (1904). Es handelt sich um einen passiven Redressionsapparat, welcher täglich mehrfach angewendet werden sollte, um nach wochen- und monatelanger Behandlung einen korrigierenden Effekt zu erzielen.

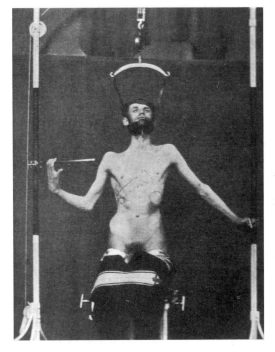

Abb. 2.5
Extension eines Skoliosepatienten nach Wullstein (1902). An der Sitzfläche festgegurtet wurden über die Extensionsschlinge Zugkräfte bis über 70 kg ausgeübt.

Methode wurde zu einem krankengymnastischen System ausgearbeitet durch die Entwicklung spezifischer, auf die verschiedenen Formen der Skoliose angepasster Übungen. Er wies darauf hin, dass Muskeln, Knochen und Ligamente nur durch die Ausübung ihrer Funktion gestärkt werden könnten und wurde so zum Vorläufer der funktionellen Krankengymnastik. Das Klappsche Verfahren bestand darin, die Wirbelsäule aktiv zu mobilisieren und gleichzeitig die Muskulatur so zu stärken, dass die Geschmeidigkeit erhalten blieb. Klapp selbst wies darauf hin, dass gute Ergebnisse nur erreicht werden können, wenn diese Übungen mindestens zwei Stunden täglich durchgeführt werden. Es gab begeisterte Anhänger seiner Methode, bald aber auch Kritiker, die einerseits auf die mögliche Verschlimmerung der Gegenkrümmung durch die Klappsche Methode hinwiesen (Lange 1913), und andere, die generell die Mobilisierung der Wirbelsäule kritisierten (Haglund 1916).

Schanz (1904) gibt in seiner Abhandlung über die Belastungsdeformitäten der Wirbelsäule einen guten Überblick über die damaligen Behandlungsmöglichkeiten. Er ließ auch die Fragen der Alltagsaktivitäten nicht außer Acht, insbesondere finden wir bei Schanz eine Stellungnahme zu den damaligen Schulmöbeln. Er stellte auch die Vorteile von Massage und Heilgymnastik dar *(Abb. 2.6)*, welche sich nach seiner Auffassung wie folgt zusammenfassen lassen:

▷ Massage und Heilgymnastik können dazu beitragen, die statische Inanspruchnahme der Wirbelsäule zu vermindern, und zwar dadurch, dass die Zeitdauer, während der sich die Wirbelsäule in der Ermüdungshaltung und damit unter relativ höherer statischer Inanspruchnahme befindet, herabgesetzt wird.

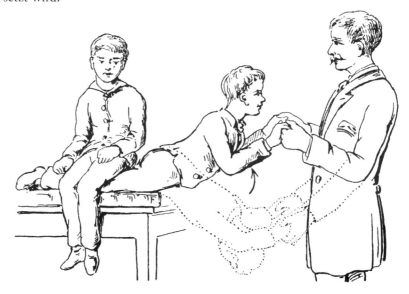

Abb. 2.6
Personenintensive Aufrichteübung zur Rumpfmuskelkräftigung (aus Schanz 1904).

▷ Massage und Gymnastik können zur Erhöhung der statischen Leistungsfähigkeit der Wirbelsäule dienen, und zwar dadurch, dass sie durch Hebung
des Allgemeinzustandes des Körpers und durch Kräftigung der Wirbelsäulen-
muskulatur eine Erhöhung der Festigkeit der Knochensubstanz in der Wirbelsäule herbeiführen helfen.

Er schätzte die Vorteile von Massage und Heilgymnastik um so höher ein, als
ihnen offenbar nennenswerte Nachteile nicht gegenüber stehen.

Die funktionelle Behandlung der Wirbelsäulenverkrümmungen wird anhand des
anschaulichen Bildmaterials dargestellt, auch unter Berücksichtigung der Zan-
derschen Apparate (s. Abb. 2.2). Die Korsettbehandlung wird vorgestellt, ebenso
wie Redressionsapparate, welche die „Gipsbett-Behandlung" unterstützen soll.
Sehr gute Endresultate nach Redressionsbehandlungen in der Gipsschale sind
ebenfalls eingefügt.

Interessanterweise unterscheidet sich die damals durchgeführte Korsettbehandlung nur unwesentlich von der heute durchgeführten, auch der „portative Kor-
rektionsapparat" weist Ähnlichkeiten auf zu der heutzutage vermarkteten dynamischen Korrekturorthese (DCB).

Anfangs des 20. Jahrhunderts verbreitete sich die schwedische Heilgymnastik
nach Ling (1924). Ling ließ Widerstandsübungen im Sitzen, Stehen, in Bauch-
und Rückenlage und hängend ausführen. Oldevig (1913), der entscheidend zur
Einführung der schwedischen Heilgymnastik in Deutschland beitrug, hat jedoch
die Nachteile dieser Widerstandsübungen erkannt, welche immer unter der Anleitung mindestens eines Arztes oder eines Krankengymnasten durchgeführt werden mussten *(Abb. 2.7–2.8)*.

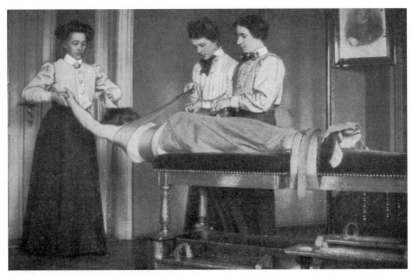

Abb. 2.7
Personen-
intensive
Physiotherapie
von Wirbel-
säulen-
deformitäten
mit Riemenzug
(nach Oldevig
1913).

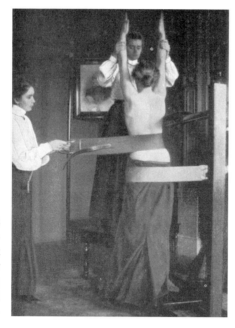

Abb. 2.8
Riemenzug-
behandlung mit
personeller
Unterstützung
im Stehen
(Oldevig 1913).

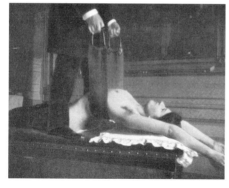

Abb. 2.9
Lordosierungs-
übung nach
Oldevig bei
Kyphose
(Oldevig 1913).

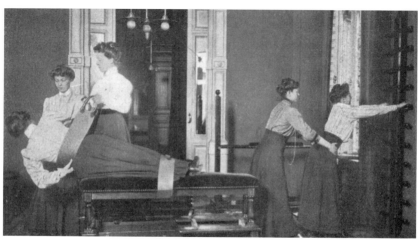

Abb. 2.10
Typisches „Set-
ting" der Kor-
rekturübungen
nach Oldevig an
der Sprossen-
wand und auf
der Übungsbank
(Oldevig 1913).

Oldevig versuchte mit seinen Riemenübungen *(Abb. 2.9–2.10)* einzelne
Krümmungen zu isolieren und isoliert
zu beüben. Über die „Riemenbehand-
lung" sollte eine größtmögliche Aktivität des Patienten erzielt werden. Er
war der Ansicht, dass die dazu erforderliche Muskelaktivität sich durch die
Riemenübungen bequemer, präziser
und effektiver als durch irgendeine
andere Methode ermöglichen lässt.
Oldevig verstand den „Gymnasten" als
einen Modelleur, welcher den lebenden Körper umbildet. Er verlangte
daher von ihm einen hohen Grad
selbstständigen Nachdenkens, viel Ge-
fühl und Augenmaß. Die von ihm
entwickelten Übungen beruhen auf
den anatomischen Gesetzmäßigkeiten,
und er legte höchsten Wert darauf,
dass   Kompensationskrümmungen
während der Übung nicht vergrößert
werden.

Für Lange (1907, 1913) war die Skoliose eine Störung des muskulären
Gleichgewichts. Er konstruierte ver-

schiedene Widerstandsapparate *(Abb. 2.11a–b)*, mit denen er eine Überkorrektur der Wirbelsäule erreichen wollte. Der Patient musste die Wirbelsäule auf der konkaven Seite gegen den Widerstand eines Gerätes umbiegen, um so die geforderte Überkorrektur zu erreichen.

Lange (1907) maß den Alltagsaktivitäten eine wichtige Rolle zu. Er war in der Lage, die skoliotische Krümmung mit seinem sogenannten „Diopter" abzumalen und somit den Behandlungserfolg zu kontrollieren. Das Ziel seiner Behandlung war es, die Insuffizienz der Rückenstrecker zu beheben. Seiner Ansicht nach waren zwei Bedingungen zu erfüllen, um der Skoliose wirksam zu begegnen:

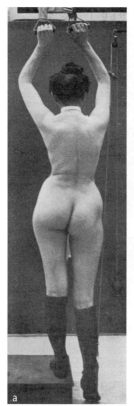
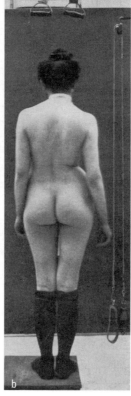

Abb. 2.11a, b
Tretapparat zur Korrektur einer Lumbalkrümmung nach Lange (1907). Die Überkorrektur wurde bei der Anwendung der Widerstandsapparate angestrebt.

1. muss die skoliotische Wirbelsäule energisch aktiv und passiv umgebogen werden *(Abb. 2.12a–b)*,
2. müssen die Apparate, die zur aktiven und passiven Überkorrektur benutzt werden *(Abb. 2.13)*, möglichst einfach sein.

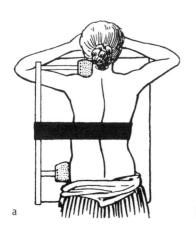
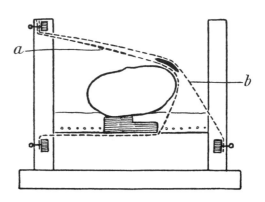

Abb. 2.12 a, b
a Schematische Darstellung des Drei-Punkte-Prinzips zur Korrektur im Gurtapparat.
b Schematische Darstellung der Redressionszüge, welche von dorsolateral den Rippenbuckel umfuhren (nach Lange 1907).

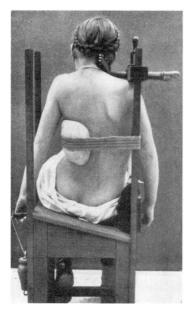

Abb. 2.13
Patientin
sitzenderweise
in einem Drei-
Punkte-Redres-
sionsapparat,
wobei auch hier
die Überkorrek-
tur angestrebt
wurde. Be-
achtenswert ist
auch die Über-
korrektur der
Statik durch die
asymmetrische
Sitzfläche.

Auch Lange beachtete die Gegenkrümmungen und gab an, dass sich eine Überkorrektur streng auf den verbogenen Wirbelsäulenabschnitt beschränken muss. Aus diesem Grunde konnte er sich auch mit der „originellen Idee des sehr geschätzten Bonner Chirurgen Klapp", der die Skoliose durch Kriechen heilen wollte, nicht anfreunden.

Blencke (1913) war ein Verfechter der spezifischeren Behandlungsansätze für die Skoliose. Er unterschied die Heilgymnastik zur Allgemeinbehandlung und eine Form der Redressionsgymnastik zur direkten Beeinflussung der pathologischen Form von Wirbelsäulendeformitäten *(Abb. 2.14–2.15)*. Er verwehrte sich gegen die Ansicht, jeder Laie oder zumindest jeder Turnlehrer könne eine Skoliosebehandlung betreiben. Für schwere Fälle von Skoliosen hielt er asymmetrische Übungen für unentbehrlich *(Abb. 2.16a, b)*. Wie auch Schultheß betrachtete er die spezielle orthopädische Heilgymnastik für die Skoliosebehandlung als eine dem einzelnen Fall angepasste Arbeit, eine Überwindung von Widerständen in besonders ausgewählten Stellungen unter

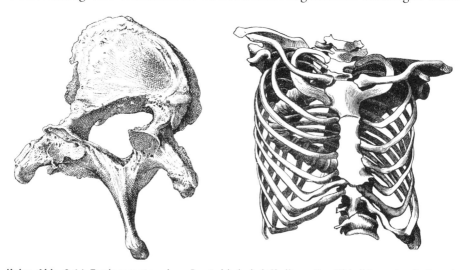

links: Abb. 2.14 Torsionsmuster eines Brustwirbels bei Skoliose. Der Wirbelkörper tendiert nach rechts, während die zygapophysealen Gelenke mehr links stehen und der Dornfortsatz nach rechts zeigt. Zusätzlich besteht eine hier nicht sichtbare Keilverformung (nach Blencke 1913).

rechts: Abb. 2.15 Torsion des Brustkorbs bei Thorakalskoliose nach Blencke (1913).

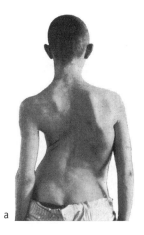
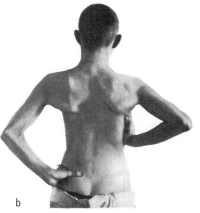
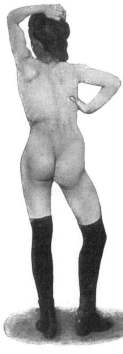

links und Mitte
Abb. 2.16a, b
a Patient mit rechtsthorakaler Skoliose und linkslumbalem Gegenschwung vor der Übung und
b in der Autoredression, welche täglich mehrfach durchgeführt werden sollte (Blencke 1913).

rechts
Abb. 2.17
Autoredressionsbehandlung nach Schultheß (bei Blencke 1913).

Festhalten bestimmter Skelettteile und unter Ausschaltung gewisser Mitbewegungen und unerwünschter Nebenwirkungen *(Abb. 2.17)*. Auch Blencke (1913) betrachtet die Klappschen Kriechübungen eher kritisch, da nach seiner Meinung die gymnastische Skoliosebehandlung der Individualisierung bedürfe.

Gegen Ende des zweiten Jahrzehnts des 20. Jahrhunderts wurde die dreidimensionale Skoliosebehandlung von Katharina Schroth entwickelt. Ausgehend von den Reaktionen, die ihr eigener von der Skoliose verformter Körper hervorrief, entwickelte sie spezifische Korrekturmechanismen und eine Korrekturatmung, die sie „Dreh-Winkel-Atmung" nannte *(Abb. 2.18a–b)*. Neu an der Skoliosebehandlung nach Schroth war neben der Dreh-Winkel-Atmung das ganzheitliche Grundprinzip. Katharina Schroth wollte die Skoliose durch eine Veränderung des Körpergefühls beeinflussen.

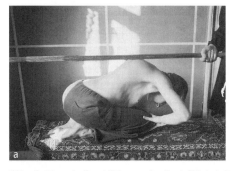
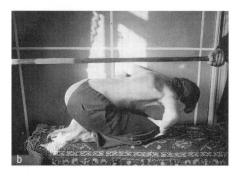

Abb. 2.18 a, b Durchführung der Dreh-Winkel-Atmung bei einer hochgradigen Thorakalverbiegung. **a** vor der Übung, **b** in der Übung. Solche Übungsergebnisse waren nach einer mehrmonatigen Behandlung möglich.

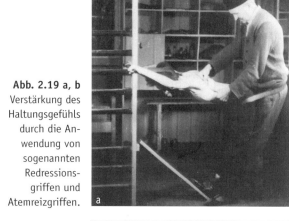

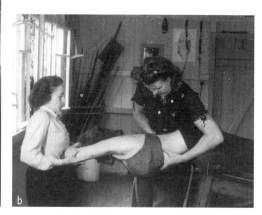

Abb. 2.19 a, b
Verstärkung des
Haltungsgefühls
durch die An-
wendung von
sogenannten
Redressions-
griffen und
Atemreizgriffen.

Abb. 2.19 c
Anwendung der
Spiegelkontrolle,
um die Auto-
redression auch
mit Hilfe der
Atmung zu
fazilitieren.

Mit der Eröffnung des ersten Instituts in Meißen fand ab 1921 die dreidimensionale Skoliosebehandlung nach Schroth immer weitere Verbreitung. Zum ersten Mal wurde die Skoliose nicht nur mechanisch gesehen, obwohl die Mechanik keine untergeordnete Rolle spielte. Katharina Schroth führte zu diesem Zeitpunkt erstmals die sensomotorisch kinästhetischen Grundprinzipien in die Skoliosebehandlung ein, um durch maximale aktiv mögliche Aufrichtung ein Haltungsgefühl zu vermitteln, welches krümmungsförderndes Verhalten im Alltag vermeiden lassen sollte *(Abb. 2.19a–c)*. Die Atmung wurde zusätzlich als wesentlicher Faktor in der Skoliosekorrektur nicht nur des Brustkorbes sondern auch der Lendenwirbelsäule implementiert (Schroth 1924, 1931, 1935). In der Anfangszeit wurden drei- bis sechsmonatige Behandlungen bei schwersten Skoliosen durchgeführt.

Die Behandlungserfolge bei teilweise überaus starken und eingesteiften Krümmungen sind in den ersten Prospekten des von Katharina Schroth gegründeten Institutes zu erkennen. In einem Gutachten, dessen Inhalt erst nach dem 2. Weltkrieg bekannt wurde, bekämpft aber Schede bereits in den 20er Jahren von Leipzig aus das Meißener Institut und beschreibt die dortige Behandlung als „Kurpfuscherei, vor der gewarnt wird".

Es gab allerdings auch positive Stimmen aus der Ärzteschaft, die dazu geführt haben, dass der wegen der „Kurpfuscherei" seiner Frau strafversetzte Franz

Schroth (die Arbeit seiner Frau sei ehrenrührig und eines Beamten unwürdig) wieder rückgängig gemacht werden konnte.

1924 erschien das Büchlein „Die Atmungskur" von Katharina Schroth. In seinem Vorwort äußert sich Dr. Grewers aus Essen folgendermaßen: „Ich persönlich kann bereits urteilen über das allein, was ich gesehen, und ich werde es nie verfehlen, Patienten gegebenen Falles auf dieses Verfahren hinzuweisen, da ich weiß, dass ihnen dadurch geholfen wird, geholfen, wo sonst alles versagt hat. Und so glaube ich, nicht zuviel zu sagen, wenn ich behaupte, dass auch dieses Heilsystem seine volle medizinische Berechtigung hat, das vom vorurteilsfreien Mediziner als gleichwertig und ebenbürtig den bestehenden Heilsystemen an die Seite gestellt werden kann."

Das Büchlein war nicht speziell für SkoliosepatientInnen gedacht, sondern es bringt Übungshinweise hauptsächlich für PatientInnen mit Haltungsverfall. Katharina Schroth macht aber deutlich, dass sie in der Skoliosebehandlung sehr dezidiert vorgeht. Dies drückt sich in der folgenden Behandlungsbeschreibung aus: „Nun hole ich die linke Seite langsam aber sicher heraus mit Hilfe von einseitigem Atem und allerlei heilgymnastischen Übungen. Da doppelte Verkrümmung vorlag, hieß es natürlich aufpassen, dass nicht eine Übung dem einen Teile nützt und dem anderen schadet. Es müssen des öfteren Ausgleichsübungen gemacht werden. Peinliche Beobachtung und jahrelange Erfahrung lassen auch diese Klippe vermeiden."

Die zunehmend ganzheitliche Ansatzweise wird von Katharina Schroth im zweiten Bildprospekt von 1929 dargelegt: „Warum bleibt so oft gymnastische Bemühung um das Aufrichten eines solchen lebensgestörten Kindes ohne jeden Erfolg? Weil man viel zu mechanisch, viel zu übungsmäßig an das Kind herantritt, ohne sich erst einmal mit seinen Lebensschwierigkeiten, seinen nicht tragbaren Lebensnöten, die dem Erwachsenen manchmal gering erscheinen mögen, auseinanderzusetzen. Aufrichtung des äußeren Menschen wird erst dann gelingen, wenn es gelingt, den inneren „aufzurichten", ihm einen hoffnungsvollen Ausblick zu eröffnen, ihn „aufatmen" zu lassen. Die Sprache zeigt sich auch hier wieder als viel klüger als die heutige materialistisch eingestellte, den Menschen als Maschine auffassende Generation von sagen wir Behandlern."

Im „Naturarzt" von 1931 schreibt Katharina Schroth über die Dreh-Winkel-Atmung: „Es wird vielfach abgestritten, dass man den Atem so fein beherrschen kann, dass er dahin geht, wohin wir wollen. Der Lehrer muss eben zu diesem Zweck im Schüler eine Art Kontrollsinn für falsche und richtige Belastung, für ordnungsgemäße Einstellung der Rippengelenke an richtiger Stelle entwickeln." Das Prinzip Hilfe zur Selbsthilfe kommt im gleichen Artikel folgendermaßen zum Ausdruck: „Wenn man überlegt, wie schwer das Los der Rückgratver-krümmten ist, wie sie schon durch ihre bloße Erscheinung wie ausgestoßen sich fühlen müssen, im Beruf gehemmt sind, an Lebensfreude verkürzt, dann muss man sich klar sein, dass, um eine durchaus mögliche Verbesserung dieses Leidens zu erreichen, eine kurze Schulung unter sachverständiger Führung erst Grundla-gen schaffen muss, die dann zu Hause in Selbstbehandlung ausgebaut werden können."

Zum Thema Körpergefühl finden wir in einem Sonderdruck der obererzgebirgi-schen Zeitung von 1935 die folgende Aussage von Katharina Schroth: „Es ver-steht sich von selbst, dass der Patient in jeder Weise: körperlich, geistig, seelisch aktiviert werden muss, selbst den Kampf gegen sein Leiden aufzunehmen, was tiefste Rückwirkung dieser erzieherischen Beeinflussung auf den Charakter mit sich bringt. Durch minutiöse Kleinst- und Feinstarbeit wird die Möglichkeit herausgearbeitet, das Körpergefühl des Patienten zu entwickeln und auf höherer Ebene zum Körperbewußtsein zu erheben, so dass sogar Arbeit mit den tiefgele-genen Muskelschichten auf Zuruf und bei genauer Führung erlangt werden kann, ein Umstand, über dessen Erfüllungsmöglichkeit sogar gut ausgebildete Diplomgymnastiker Staunen zeigen."

Über das Behandlungssystem von Gocht und Gessner sind wenige Informatio-nen schriftlich überliefert. Zwar hat sich Gocht (1909) schon früh hauptsächlich mit der apparativen Behandlung der Skoliose auseinandergesetzt, die Übungen nach Gocht und Gessner sind jedoch nach 1925 an der Charité in Berlin entwi-ckelt worden. Mater (1957) schreibt hierzu wörtlich: „Die Skolioseübungen, die Gocht und Debrunner in ihrem 1925 erschienenen Buch „Orthopädische The-rapie" beschrieben haben, sind nicht die gleichen, wie sie heute durchgeführt werden. In dem genannten Buch werden vor allen Dingen vom Patienten passiv durchgeführte Redressionen der Wirbelsäule durch Druck der Hand gegen den Rippenbuckel und damit eine Verschiebung des Rumpfes gegen das Becken oder bei Lumbalskoliosen eine Beckenneigung auf der Konkavseite durch Rückstel-lung und Entlastung des betroffenen Beines beschrieben. Gocht bezeichnet dies als aktive statische Umkrümmung. Die Übungen, die Frl. Gessner in späteren Jahren an der Berliner Charité vermittelt hat und die heute noch, was das Prinzip anbelangt, weitgehend in Anwendung sind, sind aber Übungen aus der schwedi-schen Heilgymnastik. Hier wird versucht, der Seitneigung und Drehung der

Wirbelsäule durch reine aktive Muskelarbeit in Form von Streckübungen und durch isolierte Spannungen der konvexseitigen Quermuskulatur entgegenzuarbeiten."

Hug (1921) sieht die degenerierte Muskelfaser im Zentrum des skoliotischen Geschehens. Bei ihm finden wir auch die Erkenntnis „je früher der Skoliosebeginn, desto schwerer die Köperdeformation". Als Behandlungsprinzip gibt er die „temporäre Überkorrektur nach der anderen Seite" an. Er steht dabei zumindest aus mechanischer Sicht in Übereinstimmung mit Lange und Schroth.

Auch bei Port (1922) steht die Muskulatur im Zentrum des Interesses. Er war der Meinung, das Fortschreiten der rachitischen Skoliose sei abhängig vom Zustand der Muskulatur. Daraus ergab sich für ihn, dass die ganze Aufmerksamkeit des Behandlers der Muskulatur zugewendet werden muss, dass Redressionsmaßnahmen und Stützkorsette nur der Muskeln wegen Verwendung finden.

Farkas (1925) beobachtete, dass bei einer Thorakalskoliose eine Lordosierung zu beobachten ist. Demgegenüber habe die Kyphosierung naturgemäß eine gegenteilige Wirkung. Er beschrieb das paradoxe Phänomen, dass in Wirklichkeit der Rippenbuckel durch Lordose vermehrt, durch Kyphose vermindert wird und sich dementsprechend bezüglich des scheinbaren Rippenbuckelgrades Lordose und Kyphose umgekehrt verhalten. Er war der Ansicht, dass die Entwicklung der „habituellen" Skoliose in denselben Bahnen vonstatten geht und von denselben Faktoren ausgelöst und begünstigt wird, wie die physiologische Skoliose, nämlich vom Gangmechanismus. Von ihm stammt auch ein Zitat, welches die Mahner unter den an der Therapie Beteiligten aufhorchen lassen sollte: „Das Kind, das dauernd und trotz „Mahnungen" immer wieder schief sitzt, bekommt keine Skoliose, sondern besitzt bereits eine. Die Ruhehaltung des skoliotischen Kindes ist eben die skoliotische Haltung, weil sie die geringste Arbeit erfordert und alle übrigen Ruhehaltungen sind für das skoliotische Kind mit Anstrengungen verbunden und somit keine richtigen Ruhehaltungen mehr." Dieser Satz hat auch heute nichts an Aktualität eingebüßt und sollte auch bei der konzeptionellen Entwicklung in der Skoliosebehandlung berücksichtigt werden.

Zur therapeutischen Zielsetzung sagt Farkas: „Das Prinzip der funktionellen Therapie der Skoliose besteht in der Einschränkung der schädlichen Funktionen". Farkas war der Meinung, dass die Wirbelsäulenkontraktur korrigierbar sei, was die Inklination anbetrifft. Ferner beschrieb er, dass nur derjenige Anteil des Rippenbuckels beeinflussbar ist, der von der Rumpfdrehung herrührt.

Heuer (1927) fasst die Arbeiten zur Ätiologie der Skoliose zusammen und entwickelt ein eigenständiges Skoliosemodell.

Auch wenn die Skoliosebehandlung nach Katharina Schroth 1931 schon weite Kreise gezogen hatte, wurden von Lempert und Brodermann (1931) noch die Klappschen Übungen gefördert. Allerdings gehen die Autoren recht unkritisch mit den Übungen um und nehmen keine Stellung zu der möglichen Verschlechterung von Gegenkrümmungen durch die Behandlungsmethode, durch welche diese ja schon zwei Jahrzehnte zuvor in das Fadenkreuz der Kritik geraten war.

Zu Beginn des 20. Jahrhunderts hat sich auch von Niederhöffer mit der Biomechanik der Rückenmuskulatur bei Skoliose beschäftigt. In seinen Veröffentlichungen von 1929 und 1936 zeigte von Niederhöffer noch kein physiotherapeutisches Therapiekonzept. Erst 1942 wurde das Niederhöffersche Behandlungsprinzip, welches später noch von Becker verfeinert wurde, mit einer Reihe von Übungen dargestellt *(Abb 2.20)*.

Nach dem 2. Weltkrieg siedelte Katharina Schroth mit ihrer Tochter Christa in den Westen über, um nach den Stationen Bad Steben und Bad Kreuznach im damaligen Sobernheim erneut ein Institut zu gründen, welches zunächst als reines Privatinstitut, Anfang der 70er Jahre allerdings bereits als Sanatorium geführt wurde. Dort wurde die dreidimensionale Skoliosebehandlung nach Katharina Schroth weiterentwickelt und fand schnell weitere Verbreitung.

Bereits in den 70er Jahren wurde der Effekt der stationären Intensivrehabilitation auf die Atemfunktion mit einer Vergleichsgruppe untersucht. Götze (1976) konnte belegen, dass sowohl die kardiopulmonale Leistungsfähigkeit als auch die Vitalkapazität sich durch ein solches Intensivprogramm steigern ließen, während sich die Vitalkapazität durch ein vierwöchiges Konditionstraining nicht signifikant verändern ließ.

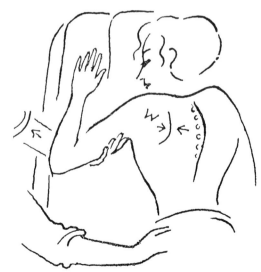

Abb. 2.20
Beschreibung des Behandlungsprinzips von Niederhöffer. Über die oberflächliche Muskulatur mit Hilfe des thorakalkonkavseitigen Armes sollte ein Korrekturzug auf die Wirbelsäule ausgeübt werden. Dies steht im Gegensatz zur dreidimensionalen Skoliosebehandlung nach Schroth, nach welcher zunächst der Brustkorb redressiert wird und der thorakalkonvexseitige Arm gegen die Brustkorbredression zur Korrektur des kranialen Blocks auf die thorakale Konvexseite hin gezogen wird.

Obwohl ärztlich geleitet, wurde die in den 80er Jahren Katharina Schroth-Klinik genannte Einrichtung zum Ziel vielfältiger Anschuldigungen von Gegnern der Methode, die über einen scheinbar wissenschaftlich geführten „Methodenstreit" versucht haben, das immer erfolgreicher werdende Konzept auszuhebeln. Nachdem dieser Streit erfolgreich überstanden war, war auch die allgemeine Anerkennung im orthopädischen Lager und bei den Kostenträgern geschafft.

In den 50er Jahren begann Vaclav Vojta die Behandlung spastischer Kinder auf der Basis kinesiologischer Methoden zu entwickeln. In den 60er und 70er Jahren (Vojta, 1965) gewann seine Behandlungsmethode das Interesse der Therapeuten in Deutschland. Ende der 70er Jahre war die Behandlung nach Vojta weit verbreitet, auch die Skoliose wurde nach seiner Methode behandelt. Dabei ging man von der Vorstellung aus, dass mit Hilfe der Fazilitation der Reflexbewegungen die beim Skoliotiker bestehende muskuläre Dysbalance durch zentrale Mechanismen kompensiert werden kann. Irrtümlicherweise glaubten viele, dass die Korrektur hauptsächlich auf die Aktivitätssteigerung der beim Skoliotiker teilweise degenerierten segmentalen dorsalen Muskulatur zurückzuführen sei *(Abb. 2.21)*.

Anfang der 80er Jahre führte Hanke, ausgehend von den Vojtaschen Prinzipien, die E-Technik ein. In horizontaler Lage versuchte man den Rippenbuckel durch Spannungsübungen aufzurichten und gleichzeitig die durch die zentralen Reaktionen veränderte Haltung zu stabilisieren.

Heutzutage spielen die älteren Behandlungsmethoden bis auf die dreidimensionale Skoliosebehandlung nach Katharina Schroth keine große Rolle mehr, zumal sie im Laufe der Zeit nicht ständig weiterentwickelt worden sind. Dies trifft auch auf die Skoliosebehandlung nach Scharll zu, welche in den 80er Jahren nochmals eine Renaissance erleben durfte (Weber und Hirsch 1986).

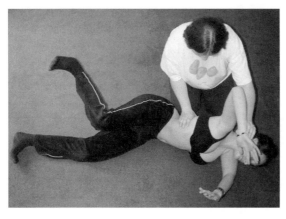

Abb. 2.21
Übung zur Fazilitation des Reflex-
umdrehens nach Vojta.

Im ambulanten Bereich hat die dreidimensionale Skoliosebehandlung nach Schroth mittlerweile einen weiten Verbreitungsgrad erreicht. Daneben sind die krankengymnastischen Behandlungsmethoden auf entwicklungskinesiologischer Grundlage (Vojta und Hanke) vom Verbreitungsgrad her bedeutsam. Es hat ansonsten in der Vergangenheit vielfältige Ansätze gegeben, das Indikationsspektrum auch anderer Behandlungsmethoden auf die Skoliose auszudehnen (Ozarcuk 1994, Schneider 1994). Diese sind aber mittlerweile wohl aus Gründen mangelnder Spezifität und Effizienz wieder verlassen worden. Dementsprechend können wir uns im ambulanten Bereich bei der Auswahl geeigneter Krankengymnastik-Methoden guten Gewissens auf die oben angeführten Behandlungsmethoden und ihre Weiterentwicklungen stützen.

Die Zukunft wird wohl Behandlungsansätzen gehören, die ohne Wirkverlust einfacher und angenehmer anzuwenden sind, neuen pädagogischen Ansätzen, wie dem „Selbstentdeckenden Lernen" und Ansätzen, die dem Umstand Rechnung tragen, dass die jugendlichen Patienten heutzutage weder körperlich, noch von der Konzentrationsfähigkeit her den Patienten entsprechen, die noch vor 30 bis 40 Jahren eine regelhaft 6-wöchige stationäre Intensivrehabilitation absolvierten. Es ist also einfach eine Anpassung der verfügbaren Behandlungsinstrumente an den sich ständig ändernden Patienten erforderlich.

3 Befunderhebung

Die Befunderhebung spielt in der physiotherapeutischen Behandlung der Skoliose eine entscheidende Rolle. Zum einen muss die Diagnose der Skoliose durch ein Röntgenbild gesichert sein, damit die Behandlung indikationsgerecht erfolgen kann, zum anderen kann das Röntgenbild die Zielsetzung der physiotherapeutischen Behandlung erleichtern. Bei kongenitalen Skoliosen ergeben sich z.B. vollkommen unterschiedliche Zielsetzungen der konservativen Behandlungsmaßnahmen im Vergleich zur idiopathischen Skoliose, der Skoliose ohne erkennbare Ursache. Auf Röntgenaufnahmen lässt sich zudem die Prognose an den Reifezeichen ablesen. Eine Wirbelsäulenverkrümmung wird sich nämlich hauptsächlich in der Wachstumsphase verschlechtern, während selbst Krümmungen über 50 Grad im Erwachsenenalter über Jahre stabil bleiben können (Weinstein 1985). Die Befunderhebung ist somit aus mehreren Gründen wichtig. Einerseits zur Verlaufskontrolle und Prognosestellung oder auch – wie wir im Folgenden noch sehen werden – zur Planung einer befundgerechten Physiotherapie.

3.1 Der Röntgenbefund

3.1.1 Der Krümmungswinkel nach Cobb

Für die Verlaufskontrolle von Wirbelsäulendeformitäten wird auch heutzutage noch immer hauptsächlich der Cobb-Winkel (Cobb 1948) verwendet, obwohl dieser die dreidimensionale Wirbelsäulendeformität nur zweidimensional erfassen lässt *(Abb. 3.1a–b)*. Er gehört zu den Standardmessverfahren, welche für die Verlaufskontrolle einer Skoliose verwendet werden. Der Cobb-Winkel ist Ausgangspunkt für den Behandlungsplan und wegweisend für die Prognoseerstellung vor allem der idiopathischen Skoliosen. Allerdings muss man sich darüber im Klaren sein, dass es bei der Konstruktion dieses Winkels einige Fehlerquellen gibt (Weiß 2000). Aus diesem Grunde werden auch Winkelveränderungen bis 5 Grad als unverändert angesehen. Unterschiedliche Positionierungen der PatientInnen vor

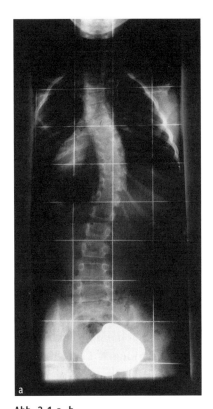 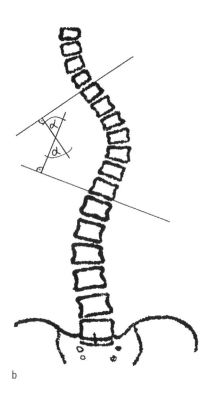

Abb. 3.1 a, b

a Rechtsthorakale Seitausbiegung auf der Wirbelsäulenganzaufnahme im Stehen von hinten gesehen, **b** schematische Darstellung der Röntgenbildausmessung. Nach Cobb (1948) wird die Deckplatte des oberen Neutralwirbels (= nicht rotierter Wirbel) mit einer Tangente versehen, ebenso wie die Abschlussplatte des unteren Neutralwirbels. Auf diesen Tangenten werden, wie hier dargestellt, die Senkrechten ausgerichtet, welche sich zum Krümmungswinkel nach Cobb schneiden (α).

dem Röntgenschirm tragen bei einer Verlaufskontrolle zur Messungenauigkeit bei. Letztendlich ist auch die Tageszeit zu berücksichtigen, zu welcher die Röntgenaufnahme angefertigt ist. Nach einer Untersuchung aus Kanada (Beauchamps et al. 1993) waren die Krümmungswinkel am Abend etwa 5 Grad größer als vormittags, mit Abweichungen von bis zu 20 Grad an ein und demselben Tag. Dies lässt die Relativität der Winkelmessung erkennen.

Wenigstens sollten die Röntgenverlaufsuntersuchungen vom Format her und auch bezüglich des Film/Fokusabstandes vergleichbar sein, weshalb man sich darauf geeinigt hat, für die Verlaufskontrolle von PatientInnen mit Wirbelsäulendeformitäten nur Röntgenganzaufnahmen im Stehen unter Standardbedingungen (s. Abb. 3.1) zu verwenden.

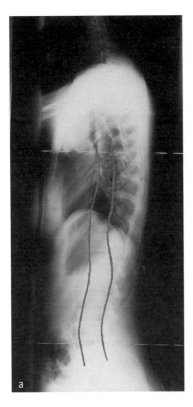
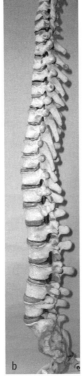

Abb. 3.2 a, b
Wirbelsäulenganzaufnahmen im Stehen
von der Seite zur Beurteilung des sagittalen Profils, wobei hier analog zur
Cobb-Winkelmessung der Kyphosewinkel
ermittelt werden kann. Auf der hier
dargestellten Seitaufnahme einer double
major Skoliose zeigt sich eine Lordose
im unteren Thorakalbereich und eine
Kyphose im Lumbalbereich. Rechts im
Bild ein Skelettmodell dieses Zustandes.

Eine Ganzaufnahme der Wirbelsäule von der Seite wird zur Diagnosestellung
zusätzlich gefordert. Diese Aufnahme stellt jedoch eine weit höhere Strahlenbelastung dar als die Aufnahme in frontaler Ebene. Allerdings lässt sich auf der Seitaufnahme *(Abb. 3.2a–b)* sehr gut das sagittale Profil beurteilen und der Kyphosewinkel ermitteln. Da die Verringerung der thorakalen Kyphose ein Indikator für
eine ungünstige Prognose ist (Perdriolle 1985, 1993 und Winter 1975), ist das
Sagittalprofil zur Erstellung der Prognose ein weiteres wichtiges Kriterium. Es
stellt sich allerdings die Frage, ob die Beurteilung und Verlaufskontrolle eines
Flachrückens nicht auch klinisch durch Anwendung von Oberflächenvermessungssystemen erfolgen kann (Weiß u. Verres 1998).

3.1.2 Die Messung der Wirbelrotation

Als alleiniges Kriterium für eine Verlaufsbeurteilung ist der Cobb-Winkel nicht
uneingeschränkt zu empfehlen, da er die Krümmung nur in einer Zufallsebene
misst und dem dreidimensionalen Charakter der Deformität damit nicht gerecht
werden kann.

Aus diesem Grunde hat zunächst sich die Rotationsmessung nach Nash und Moe (1969) durchgesetzt, während heutzutage die Wirbelrotation mit größerer Messgenauigkeit nach Perdriolle (1985) oder auch nach Raimondi (Weiß 1995) ermittelt werden kann *(Abb. 3.3–3.4)*. Bei beiden Messverfahren mit Hilfe der entsprechenden Schablonen wird zunächst der Scheitelwirbel durch zwei senkrechte Linien an dessen Taillen beiderseits begrenzt und der konvexseitige Pedikel durch eine Längslinie halbiert. Durch Anlegen der Messschablone kann dann die Rotation an der Lage der Pedikelmarkierung nach Perdriolle abgelesen werden. Das Messverfahren nach Raimondi basiert auf denselben Messpunkten, der Ablesevorgang gestaltet sich jedoch etwas anders. Auf der Messschablone wird nach Ausmessen des Wirbels die Breite des Wirbelkörpers im Fenster des Schiebereglers eingestellt und oberhalb dessen der Abstand der konvexseitigen Wirbelkörperbegrenzung/Pedikelmarkierung gesucht. Neben diesem ist dann auf dem Deck-

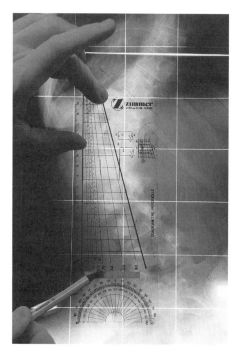 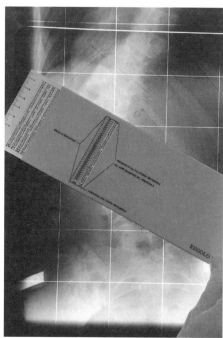

Abb. 3.3 Ermittlung der Wirbelkörperrotation in der Messtechnik nach Perdriolle. Die durch Längsstriche markierten Wirbelkörpertaillen werden mit den dicken schwarzen Seitbegrenzungslinien des Messreglers in Übereinstimmung gebracht und die Pedikelmarkierung – hier ziemlich mittig – lässt dann unten auf der Skala im vorliegenden Falle eine Rotation von 40° erkennen.

Abb. 3.4 Ermittlung der Wirbelkörperrotation in der Messtechnik nach Raimondi. Die Wirbelkörperbreite wird im unteren Sichtfenster des Reglers eingestellt. Anschließend kann neben dem in mm eingestellten Abstand der Pedikelhalbierenden von der konvexseitigen Wirbelkörperbegrenzung auf dem Deckblatt des Schiebereglers die Gradzahl abgelesen werden.

blatt des Messschiebers die Rotation in Grad abzulesen. Beide Verfahren haben eine gute Messgenauigkeit (Weiß 1995).

3.1.3 Beurteilung der Knochenreife

Für die Verlaufskontrolle, Prognoseerstellung und für die Behandlungsplanung bei Skoliose ist die Beurteilung der Knochenreife ausschlaggebend. Eine Wirbelsäulenverbiegung von 25 Grad bei einer 11jährigen Patientin ohne Reifezeichen ist sicherlich sehr ernst zu nehmen. Der puberale Wachstumsschub steht unmittelbar bevor, währenddessen eine unbehandelte Krümmung dieses Ausmaßes teilweise gar in wenigen Monaten operationswürdige Ausmaße annehmen kann. Demgegenüber verliert eine Krümmung gleichen Ausmaßes bei einer 16jährigen Patientin, welche seit einem Jahr nicht mehr gewachsen ist und von ihren Geschlechtsmerkmalen her voll ausgereift ist, an Bedeutung. Bis zu den Wechseljahren wird sich bei letztgenannter Patientin in der Regel auch ohne jegliche Behandlung nicht mehr viel ändern. Die Kenntnis der Knochenreife bzw. des Knochenalters ist daher von entscheidender Bedeutung für die Frage, ob therapeutische Maßnahmen überhaupt noch gerechtfertigt sind und welche Therapiemaßnahmen vorgeschlagen werden müssen.

Grob lässt sich die Knochenreife mit dem sogenannten Risser-Zeichen bestimmen (s. Abb. 1.3 und *Abb. 3.5*). Kinder vor Auftreten der Regelblutung oder des Stimmbruches sind in der Regel bei einem Risser-Stadium 0 anzusiedeln, welches noch den puberalen Wachstumsschub erwarten lässt. Ab einem Risser-Stadium von 3 ist die Hauptphase des Wachstums abgeschlossen, und die Prognose wird dann deutlich günstiger. Ab einem Risser-Stadium von 4 ist wesentliches Wachstum nicht mehr zu erwarten, ab einem Risser-Stadium von 5 ist das Wachstum vollständig abgeschlossen. Es ist zwar bekannt, dass auch nach dem Schluss der Epiphysenfugen im Röntgenbild noch ein geringes Rest-

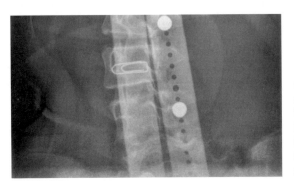

Abb. 3.5
Ausschnitt aus einer Ganzaufnahme im Korsett. Rechts und links am Bildrand oberhalb des Beckenkamms ist zu erkennen, dass die Epiphysenfuge des Darmbeins noch nicht angeschlossen ist (Risser 2–3).

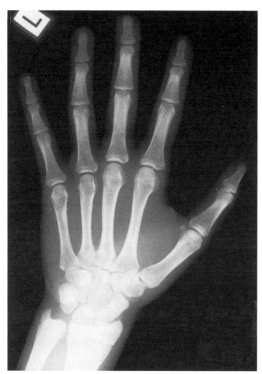

Abb. 3.6
Röntgenaufnahme der linken Hand ap zur Knochenalterbestimmung. Die Epiphysenfugen von, Mittelhandknochen und Phalangen sind geschlossen, lediglich die Epiphysenfugen von Ulna und Radius sind distal noch offen, was auf eine Wachstumserwartung von weniger als 1% schließen lässt.

wachstum besteht (Howell et al. 1992), dies ist jedoch für Krümmungen unter 30 Grad nicht mehr von wesentlicher Bedeutung. Bei einer Wirbelsäulenverbiegung von mehr als 45 Grad würde man aber dennoch unter Berücksichtigung auch eines nur geringen Restwachstums noch ein Korsett neu verordnen, wenn die Ängste vor einer Operation allzu stark sind. Auf diese Weise wäre die bei so ausgeprägter Krümmung höchstwahrscheinliche weitere Krümmungszunahme während des Restwachstums zu beherrschen.

Oftmals ist jedoch leider das Risser-Zeichen am Beckenkamm auf der Wirbelsäulenganzaufnahme im Stehen nicht deutlich ablesbar. Die Ursachen hierfür liegen einerseits manchmal im Bereich der Aufnahmequalität, andererseits häufiger in Ansammlungen von Darmgas, welches auf dem Röntgenbild als schwarze Flecken in Erscheinung tritt und so den Beckenkamm überlagern kann. In diesen Fällen können das Knochenalter und das Restwachstum mit Hilfe einer Röntgenaufnahme der linken Hand ap ermittelt werden *(Abb. 3.6)*. Dieses Verfahren gilt als Standardverfahren für die Knochenalterbestimmung und wird auch von Kieferorthopäden zur Reifebestimmung herangezogen. Bei kleineren Kindern lässt sich am Erscheinungszeitpunkt einzelner Knochenkerne – hier insbesondere am Erscheinungszeitpunkt der Knochenkerne der Handwurzelknochen – eine Knochenalterbestimmung durchführen. Im Jugendalter ist es hauptsächlich der Schluss der Epiphysenfugen, welcher in einer bestimmten Reihenfolge vor sich geht und somit Knochenalter und Restwachstum mit Hilfe eines hierfür erstellten Atlas (Greulich und Pyle 1959) bestimmen lässt.

3.2 Klinische Messverfahren

Neben der krankengymnastischen Befundaufnahme, welcher in diesem Buch ein eigenes Kapitel gewidmet ist, sind klinische Messverfahren zur Verlaufskontrolle notwendig, da aus Strahlenschutzgründen in kürzeren Abständen nicht regelmäßig Röntgenbilder angefertigt werden können.

Im Wachstumsschub sind mindestens vierteljährlich Verlaufskontrollen erforderlich, so dass wir auf andere Messverfahren zurückgreifen müssen, um einerseits therapierelevante Verschlechterungen sicher ausschließen zu können, andererseits aber die diagnostische Strahlenbelastung in Grenzen zu halten. Ein wichtiges Hilfsmittel ist dabei der Scoliometer nach Bunnel, welcher auch im Skoliose-Screening in den USA noch immer eingesetzt wird. Dieses Messverfahren hatte allerdings auch einen europäischen Vorläufer *(Abb. 3.7, 3.8a–b)*.

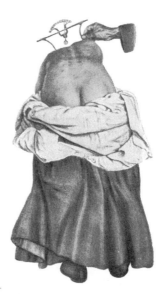

Abb. 3.7
Messung der Rückenoberfläche im Vorbeugetest nach Schultheß (aus Blencke 1913).

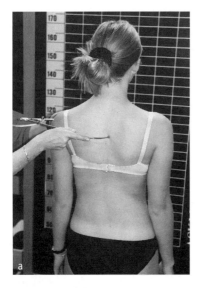

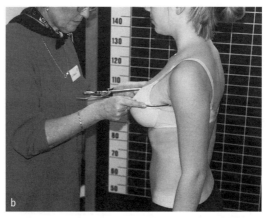

Abb. 3.8a und b
a Messung des sagittalen Atemhubes an definierter Stelle. **b** Messung des frontalen Atemhubes an der vorderen Axillarlinie. Heutzutage werden die Messzirkel weniger häufig verwendet, die Umfangwerte an definierter Stelle können den Atemhub in seiner Gesamtheit recht gut beschreiben (Weiß 1991). Allerdings sind diese Messergebnisse kritisch zu bewerten, und es muss die Messfehlergrenze bekannt sein, ehe den Veränderungen der Messwerte eine Aussagekraft zugerechnet werden kann.

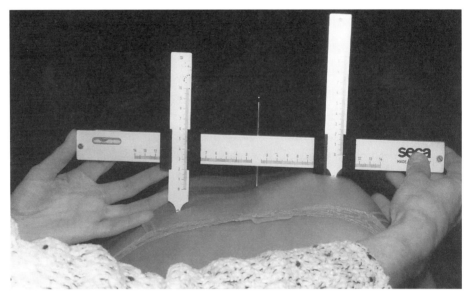

Abb. 3.9 Messung der Rippenbuckelhöhe. Auch bei dieser Messung ist der Wiederholungsfehler relativ hoch.

Andere klinische Messverfahren *(Abb. 3.9)* werden heutzutage wegen der bekannten Messungenauigkeiten nicht mehr durchgeführt.

Ein weiteres klinisches Messverfahren ist die Oberflächenvermessung des Rumpfes, wobei sich heutzutage das Formetric-System als einigermaßen aussagekräftiges und evaluiertes System präsentiert.

3.2.1 Der Scoliometer

Der Scoliometer ist eine Wasserwaage, die vom Design her der Rückenform dadurch Rechnung trägt, dass eine Aussparung in der Mitte der Waage Raum für den Dornfortsatz lässt (Bunnell 1984). Die Messungen erfolgen im Vorbeugetest bei durchgedrückten Beinen *(Abb. 3.10)*. Bei den Messungen ist auf Beckengradstand zu achten und ein eventueller Kreuzbeinschiefstand ist vor der Messung durch Brettchenunterlage auszugleichen. Gerade bei im Wachstum befindlichen Individuen kann die Beinlänge in Drei-Monats-Abständen bei den Verlaufskontrollen wachstumsabhängig recht variabel sein. Auch wenn das Messverfahren an sich relativ einfach erscheint, so sind doch bei einem Mangel an Erfahrung Ungenauigkeiten zu erwarten, welche das Messergebnis deutlich variieren lassen können. Murrell et al. (1993) geben eine Messgenauigkeit bei Untersuchungen durch dieselbe Messperson zwischen 1,2 und 1,6 Grad an.

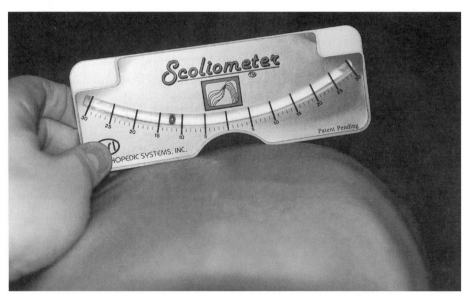

Abb. 3.3.10 Die Messung des Scoliometers im Vorbeugetest. Die Messtechnik ist einfach und durch den Erfahrenen auch schnell durchzuführen. Der Wiederholungsfehler liegt zwischen 1,2° und 1,6°. Im vorliegenden Fall wird eine Brustkorbasymmetrie von 12° gemessen. Normalerweise wird der Scoliometer jedoch mit zwei Händen geführt, um die Fehlerquellen zu beschränken.

Der Scoliometerwert ist direkt proportional zur Wirbelkörperrotation im Röntgenbild und lässt bei schlanken Individuen in gewissen Grenzen gar einen Rückschluss auf den zu erwartenden Cobb-Winkel zu (Weiß und El Obeidi 1995).
In der Hand des Erfahrenen ist der Scoliometer ein wertvolles Hilfsmittel, welches mit geringem Aufwand eine Verlaufskontrolle ermöglicht, ohne dass grundsätzlich in vierteljährlichen Abständen die Anfertigung neuer Röntgenbilder vonnöten wäre.

3.2.2 Andere klinische Messverfahren

Zur Ermittlung der Ergebnisqualität der konservativen Skoliosebehandlung sind neben der Ermittlung des Scoliometerwertes weitere vergleichbare antropometrische Daten und auch die Messdaten der Lungenfunktion erforderlich. Diese Daten werden vor und nach der Behandlung erhoben und protokolliert. Gemessen werden z.B. das Körpergewicht, die Körperlänge im Stand unter Ruhehaltungsbedingungen und korrigiert, die Körperlänge im Sitz unter Ruhehaltungsbedingungen und korrigiert, die Armspannweite sowie die Lotabweichung und – wie bereits erwähnt – auch der Scoliometerwert nach Bunnell.

Ein spirometrisches Minimalprogramm bietet als wichtigste Messparameter die Vitalkapazität und das forcierte exspiratorische Volumen (FEV). An Funktionsparametern werden ansonsten noch die Ausatmungszeit und der Atemhub ermittelt, welcher direkt als Maß für die Rippenmobilität angesehen wird (Weiß 1991). Neben den Umfangmaßen des Atemhubes gibt es auch die Möglichkeit, mit einem Messzirkel den Atemhub in frontaler und sagittaler Ebene im Bereich standardisierter Messebenen zu erheben (s. Abb. 3.8).

Es empfiehlt sich, zusätzlich das klinische Erscheinungsbild der PatientInnen fotografisch festzuhalten, um ihnen die Behandlungsziele am Bildmaterial zu erklären und mögliche Veränderungen im Behandlungsverlauf sichtbar zu machen. Bei positiven kosmetischen Veränderungen können solche Fotoserien auch ein wichtiger Motivationsfaktor sein.

Die Ermittlung dieser Erfolgsparameter hat sich jedoch als zu aufwendig erwiesen, zumal die dafür notwendigen diagnostischen Hilfsmittel einer Physiotherapiepraxis nicht regelmäßig zur Verfügung stehen.

In manchen Schwerpunktzentren wird eine umfangreiche Diagnostik und Befunderhebung durchgeführt. Zumindest der Scoliometer™ sollte in keinem Spezialzentrum für die Behandlung für Wirbelsäulendeformitäten fehlen.

3.3 Objektive Formanalyse des Rumpfes durch Oberflächenvermessung

Manchmal ist es der zufällig auftretende Rückenschmerz, in der Mehrzahl der Fälle jedoch die Veränderung der Rückenform, welche die PatientInnen mit einer Skoliose zum Arzt führt. Röntgenganzaufnahmen im Stehen sind unter standardisierten Bedingungen die traditionelle Methode eine Wirbelsäulenverkrümmung zu beurteilen und zu kontrollieren.

PatientInnen, die sich einer Korsettbehandlung unterziehen, werden im Laufe von drei Jahren manchmal weit mehr als 22 Röntgenuntersuchungen über sich ergehen lassen müssen (Sridhar et al. 1984). Dementsprechend ist die Belastung mit Röntgenstrahlen gerade für die Patientengruppe mit Wirbelsäulenverkrümmungen so hoch, dass für die betroffenen Frauen ein überdurchschnittlich hohes Brustkrebs- (Nash und Mitarbeiter 1979) und auch ein überdurchschnittlich erhöhtes Leukämierisiko (Sridhar und Mitarbeiter 1984) festgestellt worden ist. Die Brustkrebsinzidenz bei Patientinnen mit Skoliose war in einer weiteren Untersuchung zum selben Thema doppelt so hoch wie in der Normalbevölkerung (Hoffmann et al. 1989).

Aus diesem Grunde sind unterschiedliche Oberflächenvermessungsverfahren entwickelt worden, einerseits um Röntgenbilder einzusparen und andererseits um dem dreidimensionalen Charakter der Wirbelsäulendeformitäten besser gerecht zu werden. Es werden zwei unterschiedliche Konzepte von Oberflächenvermessungsverfahren unterschieden:

▷ Multiple Linienprojektionsverfahren und

▷ das Linienscanningverfahren.

Beim multiplen Linienprojektionsverfahren wird das ganze Messobjekt durch ein Muster aus parallel verlaufenden Linien beleuchtet und in einem einzigen Zeitrahmen aufgenommen, wozu nur eine kurze Messzeit von etwa 40 msec benötigt wird (Hierholzer 1993). Durch die automatisierte Oberflächenvermessung wird das mit einer CCD-Kamera akquirierte Bild zunächst im Computer gespeichert, es werden die verschiedenen Rasterlinien identifiziert, eine automatische 3D-Rekonstruktion des Rückens mit Formanalyse durchgeführt, wobei in einem typischen Fall mit einem Auflösevermögen von 0,5 mm 25.000 Oberflächenpunkte gemessen werden *(Abb. 3.11).*

Bei der veralteten Linienscanningmethode (z.B. ISIS: Turner-Smith 1988) wird die Rückenoberfläche mit einer einzigen sich bewegenden Lichtlinie gescannt, wodurch die automatische Oberflächenvermessung zwar sehr einfach aber auch fehleranfälliger wird (Weiß 2000) *(Abb. 3.12).*

Heutzutage hat sich die Rasterstereografie und hier vor allem das Formetric-System durchgesetzt. Dies ist besonders dem Umstand zu verdanken, dass mit diesem System mit hoher Treffgenauigkeit die zur Berechnung des Wirbelsäulenverlaufes notwendigen topografischen Bezugspunkte automatisch erkannt werden können und somit ohne manuelle Eingriffe am Rumpf des Patienten und ohne Aufkleben entsprechender Messmarker die Messwerte ermittelt werden können. Andere Systeme der Oberflächenvermessung können heutzutage nicht mehr empfohlen werden, zumal sich auch international das Formetric-System durchgesetzt hat. Die Messfehlergrenzen sind bekannt, die Auswerte-Algorithmen des Systems sind beschrieben (Drerup 1993, Hierholzer 1993), und es zeichnet sich für das Formetric-System weltweit wohl der größte Anwenderkreis ab.

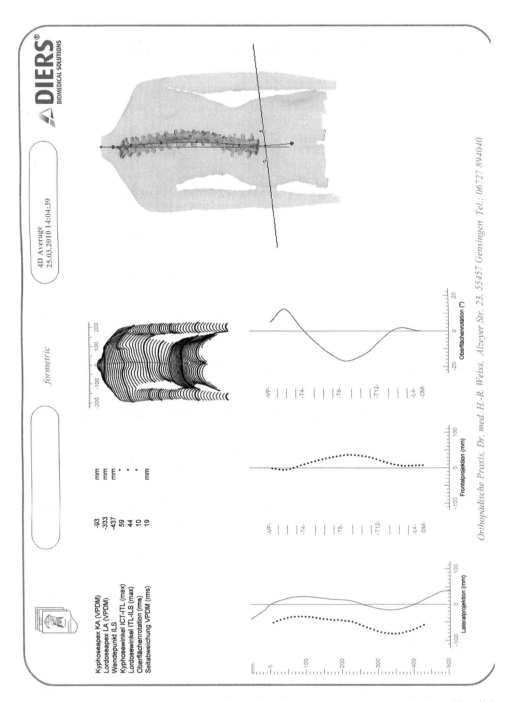

Abb. 3.11 Formetric® Ausdruck einer Patientin mit thorakal rechts konvexer Skoliose. Oben links sind die Messdaten aufgeführt, unten die graphische Auswertung mit Seitprofil, Seitabweichung und Oberflächenrotation und rechts die graphische Darstellung des errechneten Wirbelsäulenverlaufs.

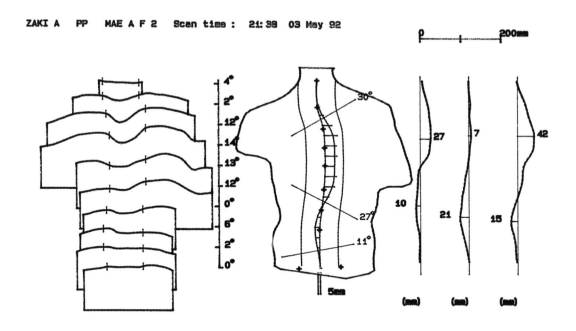

ZAKI A   PP   MAE A F 2   Scan time :   21: 38   03 May 92

Rotn 6 L deg   Tilt 5 deg   LA 57 R   LA2 38 L   Vol 23.0 R   Vol2 4.0 L
RNOH – Bolsover St O.P.D.

Abb. 3.12 Computerausdruck eines ISIS-Scans, der mit der veralteten Linienscanning-Methode erstellt wurde.

4 Leitlinie: Indikation zur konservativen Behandlung von Skoliosen

Den neusten wissenschaftlichen Erkenntnissen entsprechend werden die Indikationsleitlinien innerhalb der SOSORT Gremien momentan grundlegend überarbeitet. Der Vorschlag zur Neuauflage wurde vom Erstautor dem SOSORT Vorstand zur weiteren Bearbeitung eingereicht. Dieser Vorschlag wurde bereits in der dritten Auflage des Buchs „Best Practice" in conservative scoliosis care, Pflaum 2010 unter dem Vorbehalt der noch nicht endgültigen Verabschiedung veröffentlicht. Diese neue an dem aktuellen wissenschaftlichen Kenntnisstand orientierte Version soll auch in diesem Buch Verwendung finden.

4.1 Pathologie

Epidemiologie

Die Prävalenz der Idiopathischen Adoleszentenskoliose (AIS) mit einer Krümmung von mehr als 10° nach Cobb liegt bei 2–3%. Eine Krümmung von mehr als 20° tritt bei 0,3 bis 0,5% der Bevölkerung auf, Krümmungen mit einem Cobbwinkel von über 40° treten bei weniger als 0,1% der Bevölkerung auf. Skoliosen anderer Ätiologien sind noch weit seltener als die AIS (Weinstein 1999).

Definition

Unter Skoliose versteht man eine seitliche Verbiegung der Wirbelsäule mit Verdrehung von Wirbelsäule und Brustkorb sowie mit einer Störung des Sagittalprofils (Stokes 2003).

Ätiologie

Die Idiopathische Skoliose ist die häufigste Form der Wirbelsäulenverkrümmungen. Definitionsgemäß handelt es sich um eine seitliche Wirbelsäulenverkrümmung bei einem ansonsten gesunden Kind. Neben der Idiopathischen Skoliose, müssen Skoliosen neuromuskulären Ursprungs, kongenitale Skoliosen, Skoliosen bei Neurofibromatose und Skoliosen bei mesenchymalen Störungen (z.B. Marfan-Syndrom) genannt werden. Es gibt noch andere Ursachen für das Entstehen einer Skoliose; diese werden in den Arztpraxen auch von Spezialisten äußerst selten beobachtet (Winter 1995).

Klassifikationen

Aus klinischer Sicht ist die anatomische Ebene der Deformität Grundlage für die Klassifikation einer Skoliose. Die Höhe des Apexwirbels (d.h. thorakal, thorakolumbal, lumbal oder double major) bildet eine einfache Grundlage für die Beschreibung. King und Moe haben 1983 verschiedene Krümmungsmuster nach der notwendigen Fusionsstrecke klassifiziert. Neuere Berichte weisen jedoch auf eine geringe Reliabilität (Verlässlichkeit) dieser Klassifikation hin. Lenke und Mitarbeiter entwickelten vor kurzem ein neues Modell zur klinischen Beschreibung von Skoliosen mit Hilfe einer Bewertung des Sagittalprofils und einzelner Krümmungskomponenten (Dangerfield 2003).

Für die konservative Skoliosebehandlung scheint die Klassifikation nach Lehnert-Schroth (funktionelle dreibogige und funktionelle vierbogige Skoliose) von Bedeutung (Lehnert-Schroth 2000). Bei der Korsettherstellung und deren Anwendung ist die augmentierte Klassifikation nach Lehnert-Schroth hilfreich (Weiss und Werkmann 2010).

4.2 Skoliosebehandlung

Ziele der konservativen Behandlung

Hauptziel der Skoliosebehandlung ist das Verhindern einer Krümmungsverschlechterung (Landauer und Wimmer 2003). Weitere wichtige Ziele sind die Verbesserung der Vitalkapazität und die Schmerzreduktion.

Behandlungsmodule der konservativen Skoliosebehandlung

▷ Das erste Modul der konservativen Skoliosebehandlung wird durch physiotherapeutische Maßnahmen repräsentiert (Méthode Lyonnaise, Side-Shift, Dobosiewiecz, Schroth und andere). Obwohl in der internationalen Literatur konträr diskutiert, gibt es Beweise dafür, dass Physiotherapie alleine wirksam ist (Negrini et al. 2008).

▷ Die 6-wöchige Skoliose Intensivrehabilitation hat sich hinsichtlich vielerlei Zeichen und Symptome der Skoliose in den 80er und 90er Jahre als wirksam erwiesen (Weiss, Weiss und Petermann 2003), muss aber angesichts der reduzierten Rehabilitationszeiten und -inhalte heute als überholt gelten, zumal aktuelle ambulante Programme (Weiss, Kozikoglu und Goodall 2009; Maruyama et al. 2003, Negrini et al. 2008) zu den gleichen Ergebnissen führen, wie die mehrwöchigen aufwändigen Programme, die eigentlich nur in Deutschland angeboten werden.

▷ Die Korsettbehandlung ist wirksam bei der Prävention von Krümmungsverschlechterungen (Nachemson et al 1995, Grivas et al. 2003, Maruyama 2008), desweiteren gibt es Beweise für die Verringerung der Operationsrate (Rigo, Reiter, und Weiss 2003) sowie für die Wiederherstellung des Sagittalprofils (Rigo 1999). Die Vorhersage des Endresultates einer Korsettbehandlung scheint bei Berücksichtigung des primären Korrektureffektes in gewissen Grenzen möglich (Landauer et al. 2003).

Systematische Anwendung der Behandlungsmodule bezogen auf Cobbwinkel und Reifezeichen

I. Kinder (ohne Reifezeichen) Alter 6–10 (12) Jahre

a. Cobbwinkel < 15° Cobb: Beobachtung (6–12 Monatsintervalle)

b. Cobbwinkel 15–25° Cobb: Physiotherapie mit behandlungsfreien Intervallen.

c. Mehr als 25° Cobb: Physiotherapie, ggf. intensivere ambulante oder stationäre Physiotherapie und Korsett (Teilzeit 12–16 Stunden, geringes Risiko, geringere Erfolgsaussicht).

II. Kinder und Jugendliche, Risser 0–3, erste Reifezeichen (mehr als 2% Restwachstum)

a. Progressionsrisiko weniger als 40%: Beobachtung (3 Monatsintervalle)

b. Progressionsrisiko 40%: Physiotherapie

c. Progressionsrisiko 50%: Physiotherapie, ggf. intensivere ambulante oder stationäre Physiotherapie

d. Progressionsrisiko 60%: Physiotherapie, ggf. intensivere ambulante oder stationäre Physiotherapie + relative Korsettindikation (16–23 Stunden, geringeres Risiko).

e. Progressionsrisiko 80%: Physiotherapie, ggf. intensivere ambulante oder stationäre Physiotherapie + absolute Korsettindikation (23 Stunden, hohes Risiko).

Der prognostischen Risikoabschätzung liegt die Kalkulation von Lonstein und Carlson (1984) zugrunde *(Abb. 4.1)*.

III. Kinder und Jugendliche ab Risser 4 (weniger als 1% Restwachstum)

a. weniger als 20° Cobb: Beobachtung (6–12 Monatsintervalle)

b. 20–25° Cobb: Physiotherapie

c. mehr als 25° Cobb: Physiotherapie, ggf. intensivere ambulante oder stationäre Physiotherapie

d. mehr als 35° Cobb: Physiotherapie, ggf. intensivere ambulante oder stationäre Physiotherapie + Korsett (Teilzeit, ca. 16 Stunden ausreichend, geringeres Risiko, geringere Erfolgsaussicht).

e. Zur Korsettabschulung: Physiotherapie, ggf. intensivere ambulante oder stationäre Physiotherapie + Korsett in reduzierter Tragezeit.

IV. Ab Risser 5 (weniger als 0,5% Restwachstum)

a. mehr als 25° Cobb: Physiotherapie

b. mehr als 35° Cobb: Physiotherapie, ggf. intensivere ambulante oder stationäre Physiotherapie.

V. Erwachsene mit einem Cobbwinkel > 35°:

Physiotherapie, ggf. intensivere ambulante oder stationäre Physiotherapie.

VI. Jugendliche und Erwachsene mit Skoliosen jeglichen Ausmaßes und chronifiziertem Schmerz

Physiotherapie, stationäre Rehabilitation mit einem speziellen Schmerzkonzept (multimodales Schmerzkonzept/Verhaltenstherapeutisches Konzept + Physiotherapie).

Bei Knaben ist die Prognose insgesamt eher günstiger. Die prognostische Abschätzung und Indikationsstellung bezieht sich auf das Hauptindikationsgebiet Idiopathische Skoliose, bei anderen Skolioseformen kann analog verfahren werden, es sei denn es handelt sich um prognostisch deutlich schlechtere Bedingungen, wie z.B. bei neuromuskulären Skoliosen im Rollstuhl (frühzeitige Operation

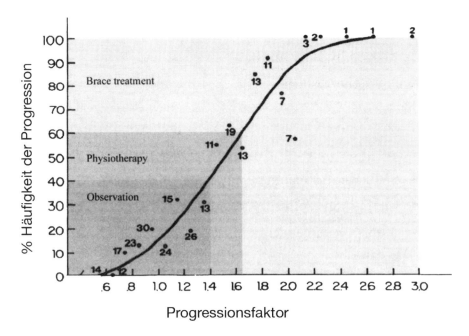

Abb. 4.1 Die Grafik zeigt die Häufigkeit der Progression im Verhältnis zum Progressionsfaktor, der sich aus folgender Formel errechnet:

$$\frac{\text{Cobb Winkel} - (3 \times \text{Risser-Zeichen})}{\text{chronologisches Alter}}$$

zum Erhalt der Sitzfähigkeit). Bei Patienten mit nach dieser Leitlinie günstiger Prognose kann bei deutlicher Deformierung eine konservative Behandlung auch zur Reduktion des psychologischen Stress indiziert sein.

Diese Leitlinie wurde zur regelmäßigen Anwendung bei der Skoliosebehandlung erstellt unter der Annahme, dass die hier aufgeführten Indikationsgrenzen als Minimalanforderungen betrachtet werden. Skoliosespezialisten können jedoch aus berechtigtem Grund Ausnahmen machen. Ausnahmen sollten möglich sein z.B. bei:

▷ schwerer Dekompensation

▷ schweren sagittalen Abweichungen mit strukturellen Lumbalkyphosen

▷ lumbalen, thorakolumbalen und lumbosakralen Krümmungskomponenten beispielsweise bei double major Skoliosen mit disproportionaler Rotation im Vergleich zum Cobbwinkel sowie mit einem hohen Risiko für die zukünftige Instabilität der kaudalen Übergangszone (Drehgleiten).

5 Krankengymnastische Befunde

In der krankengymnastischen Skoliosebehandlung findet die befundspezifische Behandlung ihren Ausgangspunkt in der Erkennung der therapierelevanten Krümmungsmuster. Zwar lässt sich nicht jede Krümmungsform auf ein bestimmtes Grundmuster reduzieren, bei über 90% der SkoliosepatientInnen sind jedoch spezielle Befundmuster zu erkennen. Aus den erhobenen Befundmustern lassen sich dann die spezifischen Übungen ableiten, welche in der Praxis eingeübt und zu Hause selbstständig weiter trainiert werden sollen. In der ambulanten Physiotherapie lassen diese funktionellen Skoliosemuster eine Einteilung in homogene Übungsgruppen zu, wodurch auch in der Gruppe eine hohe Übungsintensität möglich wird. In der Physiotherapie der Skoliose ermöglicht die Identifikation des Befundmusters die passende Übungsauswahl zu treffen.

Nach dem aktuellen Stand der wissenschaftlichen Erkenntnisse bewirkt die Einrichtung bzw. Wiederherstellung eines physiologischen sagittalen Profiles in gewissen Grenzen eine echte dreidimensionale Korrektur der Rückenoberfläche (Weiß, Dallmayer, Gallo 2006). Nach Sommerville (1952), Dickson (1984) und Tomaschewski (1987) muss die Abflachung bzw. Umkehrung des Sagittalprofils als Ausgangspunkt der Idiopathischen Skoliose bewertet werden *(Abb. 5.1)*. Bei

tief thorakale Lordose   hoch lumbale Kyphose

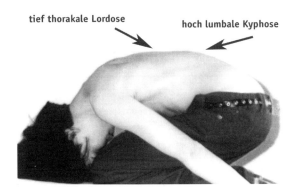

Abb. 5.1
Patientin mit beginnender Idiopathischer Skoliose im „Päckchen-Sitz" nach Tomaschewski. Deutlich zu erkennen ist die tiefthorakale Abflachung und die kompensatorische hochlumbale Kyphosierung als Ausdruck einer strukturellen Inversion des physiologischen Sagittalprofils.

Patienten mit Idiopathischer Skoliose und thorakalem Krümmungsmuster ist eine Abflachung des thorakalen Sagittalprofils bis hin zur thorakalen Lordose zu erheben *(Abb. 5.2a–b)*, bei einer lumbalen Seitverbiegung eine Abflachung der lumbalen Lordose bis hin zur lumbalen Kyphose. Bei double-major-Krümmungsmustern ist eine Umkehrung des sagittalen Profils deutlich zu erkennen *(Abb. 5.3 bis 5.4a–b)*. Wie aus Abbildung 5.4 zu erkennen, unterscheidet sich die Ausrichtung der zygapophysealen Gelenke der Thorakalregion von der der lumbalen Wirbelsäule, und das normale Sagittalprofil muss als rotations- und seitabweichungsstabil angesehen werden, während eine Verschiebung der Drehachse im Verhältnis zur Gelenkausrichtung zu einer Instabilität führt.

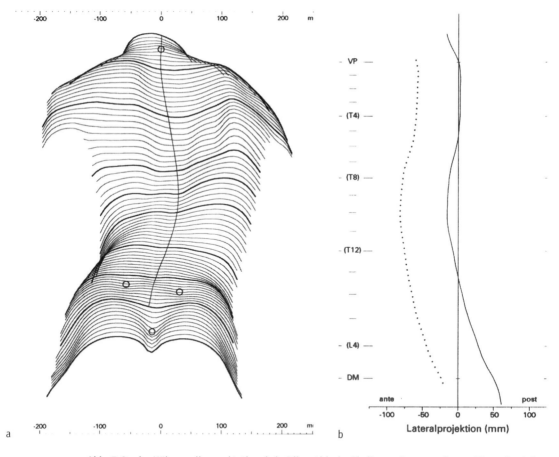

Abb. 5.2a, b Höhergradige rechtsthorakale Idiopathische Skoliose mit ausgeprägtem Rippenbuckel. Auf dem Seitprofil, hier rechts dargestellt, ist eine Lordosierung des thorakalen Hauptkrümmungsbereiches zu erkennen.

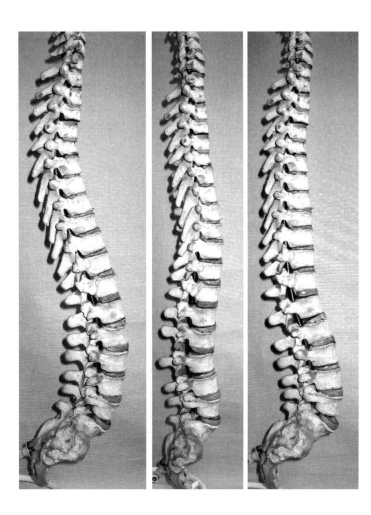

Abb. 5.3
Links physiologisches Sagittalprofil der Wirbelsäule mit Kyphose im thorakalen Bereich und mit einer Lordose, welche den gesamten lumbalen Wirbelsäulenabschnitt umfasst.
In der **Mitte** zeigt sich das strukturell invertierte Sagittalprofil bei einer double major Skoliose mit Lordose im thorakalen Bereich und Kyphose im lumbalen Bereich.
Rechts im Bild sog. „Sitzkyphose", welche vielfach bei Menschen besteht, die sitzende Tätigkeiten ausüben. Dies Bild finden wir allerdings auch häufig bei thorakolumbalen Skoliosen. Typischerweise ist hier ebenfalls die lumbale Lordose reduziert und eine Sacrumacutum-Stellung zu erkennen. Dieses führt zwangsweise zu einem vermehrten Stress auf die zygapophysealen Gelenke und auf den Wirbelbogenbereich von L5/S1. Die Gesamtlordose scheint hier nur auf dieses Segment begrenzt, während die kranialen Segmentanteile an der Lordose nicht teilhaben.

Wenn man als initiale Deformität in der Entwicklung der Idiopathischen Skoliose die Inversion des sagittalen Profils betrachten darf (s. Abb. 5.1), so wird sich während der Skolioseentwicklung der thorakale Scheitelwirbel zunächst einmal nach ventral bewegen, bevor die Rotation und die Seitverbiegung in Erscheinung treten. Entsprechend wird sich im Lendenwirbelsäulenbereich der Scheitelwirbel nach dorsal in Richtung einer Kyphosierung bewegen, bevor die entsprechende Rotation mit Entwicklung eines Lendenwulstes und die Seitabweichung sichtbar werden. Dieses Modell ist in *Abbildung 5.5a–b* dargestellt.

Entsprechend dieser Befunde müssen sowohl in der physiotherapeutischen Behandlung als auch in der Korsettversorgung sagittale Korrekturelemente eingesetzt werden. Begreifen wir die Idiopathische Skoliose als echte dreidimensionale Deformität, werden bei ausschließlicher Berücksichtigung von nur zweidimensio-

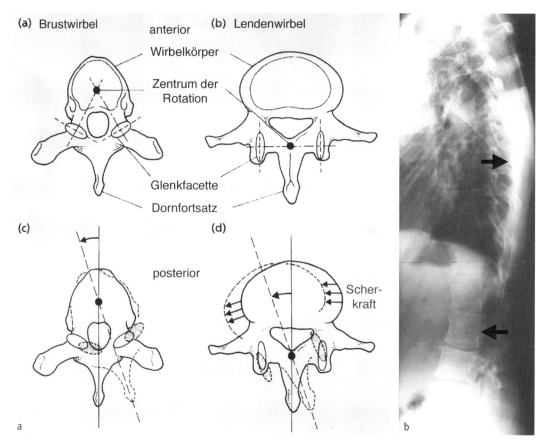

Abb. 5.4a, b Die Orientierung der zygapophysealen Gelenke des Thorakalbereichs unterscheidet sich deutlich von der des Lumbalbereichs. Unter physiologischen Bedingungen mit einer thorakalen Kyphose und einer gesamtlumbalen Lordose liegt der Drehpunkt im Brustwirbelsäulenbereich entsprechend der Gelenkausrichtung und der Belastungsverhältnisse im Zentrum des Wirbelkörpers, während er sich in der Lendenwirbelsäule aufgrund der eher dorsal gelegenen axialen Belastungsverhältnisse an der Basis des Wirbelkörperdornfortsatzes befindet. Bei einer Idiopathischen Skoliose mit Inversion des Sagittalprofils ist die Gelenkausrichtung zwar die gleiche, das Zentrum der axialen Rotation jedoch in umgekehrter Weise zum physiologischen verschoben. Hierdurch wird die Wirbelsäule instabil und kann Deformitätskräften nur noch schwer widerstehen (modifiziert nach Burwell 2003).

nalen Korrekturkräften zwangsweise Blockierungseffekte entstehen, welche eine optimale Korrektur unmöglich machen. Daher findet in der befundgerechten Phyisotherapie bei der Skoliose das Sagittalprofil der betroffenen Patienten zunehmend Beachtung.

Nach der Schrothschen Nomenklatur müssen in der befundgerechten Krankengymnastik zunächst einmal die „dreibogigen Skoliosen" von den „vierbogigen Skoliosen" unterschieden werden. Bei den „dreibogigen Skoliosen" sind Schul-

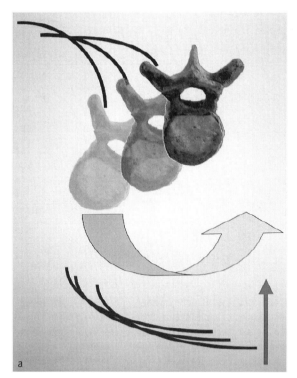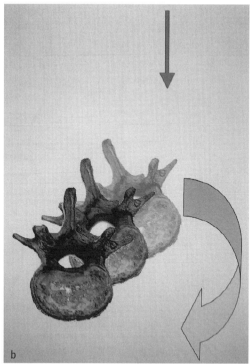

Abb. 5.5a, b Bei der Entstehung einer Idiopathischen Skoliose verschiebt sich der Scheitelwirbel einer Brustkorbverkrümmung zunächst nach ventral ehe die Seitabweichung und die Rotation in Erscheinung tritt. Im Lumbalbereich, hier rechts dargestellt, verschiebt sich der Scheitelwirbel eher nach dorsal. Wir benötigen daher im Brustkorbbereich eine deutliche Korrekturkraft von ventral nach dorsal, im Lendenwirbelsäulenbereich eine Korrekturkraft von dorsal nach ventral, wie dies die eingezeichneten Pfeile anzeigen (modifiziert nach Weiß 2005).

ter-Hals-Block, Brustkorb-Block und Lenden-Becken-Block in frontaler, sagittaler und auch transversaler Ebene gegeneinander verdreht und verschoben *(Abb. 5.6)*.

Bei der „vierbogigen Skoliose" wird der Lenden-Becken-Block nochmals unterteilt in einen Lenden-Block und einen Becken-Block, wobei das Becken als funktionelle Zusatzkrümmung angesehen wird, welche im Rahmen der befundspezifischen Physiotherapie als Ausgangsbasis für ein eigenständiges Korrekturprinzip dient *(Abb. 5.7)*. Bei den dreibogigen Skoliosen unterscheiden wir Skoliosen mit prominenter Hüfte auf der thorakalen Konkavseite (= 3BH) und funktionell dreibogige Skoliosen mit zentriertem Becken (= 3B).

Die funktionell vierbogigen Skoliosen sind durch die Hüftprominenz auf der thorakalen Konvexseite gekennzeichnet (= 4B). In der Regel besteht eine Lumbal-

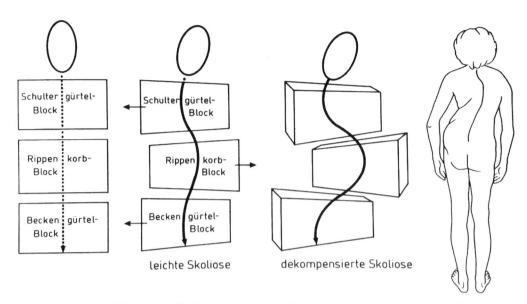

leichte Skoliose   dekompensierte Skoliose

Abb. 5.6 Hüftgruppe 3BH. Es besteht eine thorakale Hauptkrümmung mit zwei Ausgleichskrüm-mungen kranial und kaudal. Dieses Krümmungsmuster kann im Hinblick auf die spezifischen Korrek-turen in drei Rumpfregionen untergliedert werden, welche statisch dekompensiert, deformiert und verdreht sind. Der Rumpf ist zur thorakalen Konvexseite hin dekompensiert. Das Becken – eingeglie-dert in den untersten Rumpfblock – ist zur thorakalen Konkavseite hin verschoben (nach Lehnert-Schroth 2000).

oder Thorakolumbalkrümmung, und die Lendenwirbelsäule geht schräg vom Kreuzbein ab (sogenanntes „oblique take off"). Funktionell vierbogige Skoliosen weisen aufgrund dieses biomechanischen Sachverhaltes fast immer eine funktio-nelle Beinlängendifferenz auf. Der thorakal konvexseitige Beckenkamm steht in diesen Fällen höher als der thorakal konkavseitige (Lehnert-Schroth 1981). Im Vorbeugetest ist diese asymmetrische Krafteinleitung aufgehoben, somit kann man die echte Beckenbalance an der Horizontaleinstellung des Kreuzbeines beim Vorbeugetest erkennen. Nur eine ISG-Blockierung kann dann noch zu einem falsch positiven Befund einer Beinverkürzung führen.

Es versteht sich von selbst, dass die erwähnten funktionellen Krümmungsmuster nichts mit den radiologischen Termini „einbogig" oder „zweibogig" zu tun haben. Eine radiologisch einbogige Lumbalkrümmung wird fast immer dem Krüm-mungsmuster „vierbogig" zugeordnet und eine einbogig thorakale Krümmung mit geradem Abgang der Lendenwirbelsäule auf dem Kreuzbein wird als „dreibogig" klassifiziert. Anders als im radiologischen Bereich werden bei der physiotherapeuti-schen Klassifizierung die Ausgleichskrümmungen als funktionell eigenständige

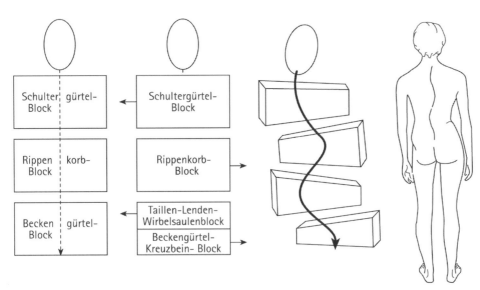

Abb. 5.7 Typisch funktionelles vierbogiges Krümmungsmuster. Kombinierte thorakale und lumbale (oder auch thorakolumbale) Krümmung, kaudal kompensiert durch eine lumbosakrale Gegenkrümmung. Die lumbale oder thorakolumbale Krümmung ist meist die Hauptkrümmung bezüglich Krümmungsstärke und Rigidität. Die Lenden-Becken-Region ist hier funktionell aufgebrochen in zwei Untereinheiten, den sogenannten lumbalen und den sogenannten lumbosakralen Block. Der Rumpf ist typischerweise zur thorakalen Konkavseite hin dekompensiert. Das Becken ist auf der thorakalen Konvexseite prominent und scheinbar wird durch das thorakal konkavseitige Bein die Hauptlast des Körpergewichtes getragen (nach Lehnert-Schroth 2000).

Krümmungen betrachtet, und es besteht nach den theoretischen Grundlagen der dreidimensionalen Skoliosebehandlung nach Katharina Schroth die Gefahr, bei Nichtbeachtung auch einer kleinen funktionellen Gegenkrümmung, diese durch unsachgemäße Anwendung physiotherapeutischer Maßnahmen zu verstärken.

Die Frage nach der sachgerechten Beeinflussung von funktionellen Gegenkrümmungen bedarf allerdings einer Betrachtung aus mehreren Blickwinkeln. Einerseits versuchen wir natürlich unser Bestes, alle vorhandenen Krümmungen dem individuellen Befund entsprechend zu korrigieren. Andererseits stoßen wir grade bei mehrbogigen Krümmungen (Double Major Krümmung, doppelthorakale Krümmung) oftmals an die biomechanisch vorgegebenen Grenzen. Welcher Vorgabe soll man nun folgen, wenn man unter Berücksichtigung aller vorhandener Krümmungen nicht mehr weiter kommt?

Nachdem bekannt geworden ist, dass Doppelkrümmungen nach Wachstumsabschluss am stabilsten bleiben (Asher und Burton 2006) und außerdem am wenigsten auffallen, habe ich das folgende Paradigma eingeführt: *Wenn man gegen*

Ende des Wachstums eine dekompensierte Krümmung unter Berücksichtigung der Nebenkrümmungen mit Hilfe von Physiotherapie und Korsett bei Beachtung aller Grundregeln der Muster genauen Korrektur nicht mehr ausreichend rekompensieren kann, so darf man durchaus eine Verstärkung der Nebenkrümmung in Kauf nehmen, wenn dies zu einer Rekompensation der Hauptkrümmung führt.

Wann kommt diese Vorgehensweise in Betracht? Beispielsweise wird eine Double Major Krümmung (4BD, siehe unten) unter Korsettbehandlung lumbal ausgezeichnet, thorakal aber weniger korrigiert (es entsteht eine 3BL, siehe unten). Dies kann dazu führen, dass eine einstmals gut kompensierte Krümmung dekompensiert. Dann sollte man immer auf die thorakale Hauptkrümmung fokussieren, diese rekompensieren, um eine statische Rekompensation des Rumpfes zu ermöglichen. Grade das Muster 3BL wird ja zunächst immer als 4-bogige Skoliose behandelt, gegen Ende der Wachstumsphase sollte man, je nach Befund, auf eine Behandlung nach 3-bogigen Prinzipen übergehen.

Zwei Krümmungsmuster sind bereits genannt. Weiter vorgreifen möchte ich an dieser Stelle jedoch nicht, so dass wir uns nun dem Thema „Krümmungsmuster" widmen können.

Die Musterklassifikation nach Lehnert-Schroth (Lehnert-Schroth 2000) ist eine einfache und verständliche Basis zur Differenzierung der unterschiedlichen Krümmungsmuster und ihrer Korrektur. Daher soll sie auch Ausgangspunkt für eine Erweiterung auf eine neue Klassifikation sein, welche die vielfältigen Musterkonfigurationen möglichst umfassend abdeckt. Diese Erweiterung ist im Weiteren dargestellt.

Vor der Darstellung der einzelnen Krümmungsmuster sollen aber zunächst einige topografische Begriffe, wie wir sie im Folgenden verwenden wollen, definiert werden:

▷ Die *Paketseite* ist die Seite, auf welcher der Rippenbuckel zu finden ist und zwar unabhängig von seiner Ausprägung und auch unabhängig vom Krümmungsmuster. Der Begriff *Paketseite* bezieht sich demnach immer auf die Ausrichtung der thorakalen Krümmung. Bei thorakalen Hauptkrümmungen ist die *Paketseite* einfach zu bestimmen. Es kann aber auch vorkommen, dass – wie beim lumbalen Krümmungsmuster – überhaupt kein augenfälliger Rippenbuckel zu sehen ist; wir sprechen dennoch auch bei rein lumbalen Krümmungen von einer *Paketseite*, wenn wir die Konvexseite der thorakalen Ausgleichskrümmung meinen.

▷ Die *Schwache Seite* ist die Seite, auf welcher das Rippental zu finden ist. Dementsprechend bezieht sich auch der Begriff *Schwache Seite* immer auf die Ausrichtung der thorakalen Krümmung. Die *Schwache Seite* liegt also *immer* der Paketseite gegenüber.

▷ Die *absolute Dekompensation* wird definiert als radiologisch messbare Lotabweichung (C7– Rima ani).

▷ Eine *relative Dekompensation* ist die klinische Abweichung eines der auf den folgenden Abbildungen gezeigten Rumpfblöcke in frontaler Ebene gegen die anderen Rumpfblöcke, auch wenn radiologisch keine Lotabweichung festgestellt werden konnte.

▷ Vereinfachend beschreiben wir als *thorakale Dekompensation* eine Dekompensation zur *Paketseite* hin und als *lumbale Dekompensation* eine Dekompensation zur *Schwachen Seite* hin.

In der Schrothschen Nomenklatur finden sich weit mehr Begriffsdefinitionen (Lehnert-Schroth 2006), allerdings soll dieses Buch zur Vereinfachung der Behandlung beitragen und daher möchte ich mich hinsichtlich der Nomenklatur auf das Wesentliche beschränken.

5.1 Die erweiterte Klassifikation nach Lehnert-Schroth

Musterklassifikationen dienen der Erstellung von Korrekturplänen in der Physiotherapie, Korsettversorgung oder auch für eine operative Krümmungskorrektur. Eine der ältesten Klassifikationen, welche aus den 70er Jahre stammt, geht auf Lehnert-Schroth (2000) zurück und wurde auch später von Jacques Chêneau zur Planung der nach ihm benannten Chêneau Korsette verwendet.

In den 1980er Jahren wurde zur Operationsplanung die King Klassifikation eingeführt, die sich jedoch nicht als sehr genau herausgestellt hat und in den 90er Jahren mehrfach überarbeitet und schließlich durch die Lenke Klassifikation (Lenke et al. 2001) ersetzt wurde. Letztere beinhaltet neben einer Einordnung der Krümmungsmuster in frontaler Ebene auch die Berücksichtigung der Sagittalkonfiguration.

Aus der Lenke Klassifikation hat Rigo seine erste Klassifikation abgeleitet, welche auch in der letzten Auflage dieses Buches zu finden war. 2010 hat Rigo seine Klassifikation überarbeitet und eine neue Nomenklatur eingeführt, die nicht nur für den Laien ziemlich unübersichtlich erscheint. Daher habe ich beschlossen, eine Erweiterung der Lehnert-Schroth Klassifikation vorzustellen, in der Hoffnung, dass diese eine echte praxisbezogene Hilfe für Physiotherapeuten und Orthopädiemechaniker sein kann.

Die einzelnen Krümmungsmuster dieser neuen Klassifikation, welche im Anhang noch einmal in einer Synopse dargestellt werden, sind die folgenden (s.a. hintere Umschlagseite):

3BH   (3-bogig, Hüftgruppe)
3BTL   (3-bogig, thorakolumbal)
3B   (3-bogig, kompensiert)
3BL   (3-bogig mit lumbaler Gegenkrümmung)
4BD   (4-bogig, Doppelkrümmung)
4BL   (4-bogig mit lumbaler Hauptkrümmung)
4BTL   (4-bogig mit thorakolumbaler Hauptkrümmung)

5.1.1 Die typischen Merkmale des Befundmusters 3BH *(Abb. 5.8)*

Dies ist das erste von Katharina Schroth beschriebene Befundmuster (s. Abb. 5.6). PatientInnen mit diesem Befundmuster haben typischerweise eine Hauptkrümmung im Thorakalbereich mit jeweils einer kranialen und einer kaudalen Kompensationskrümmung. Becken- und Lendenwirbelsäule bilden eine funktionelle Einheit. Die lumbale Gegenkrümmung kann vollständig ausgeprägt sein oder auch nur als Teilkrümmung in Erscheinung treten, wobei dann die Zeichen einer strukturellen Verbiegung fehlen.

Schematisch finden wir beim Befundmuster 3BH drei Rumpfregionen, welche in gegeneinander verschobene, verformte und verdrehte Blöcke eingeteilt werden können. Von kaudal nach kranial finden wir:

▷ den Lenden-Becken-Block mit Becken, Abdomen, Lendenwirbelsäule und gewöhnlich auch mit den unteren beiden Thorakalsegmenten und den anhängigen freien Rippen,

▷ den Brustkorbblock mit dem größten Teil des Brustkorbes und der Brustwirbelsäule. Etwa das untere Drittel beider Schulterblätter wird durch die thorakale Hauptkrümmung zusätzlich beeinflusst.

▷ den Schulter-Hals-Block mit Schultergürtel, mit dem oberen Thorakalbereich (kraniale Kompensationskrümmung) und auch der Halswirbelsäule.

Bei einer typischen Skoliose mit rechtskonvexer Thorakalkrümmung und Befundmuster 3BH ist der Lenden-Becken-Block nach links verschoben, auf der rechten Seite unterhalb des Rippenbuckels keilförmig verengt und links im Bereich seiner Keilbreitseite nach dorsal verdreht. Gegen diesen Lenden-Becken-Block ist der Brustkorb-Block nach rechts verschoben, auf der linken Seite oberhalb des Lendenwulstes keilförmig verengt und auf der rechten Seite im Bereich

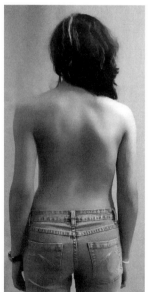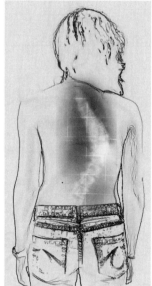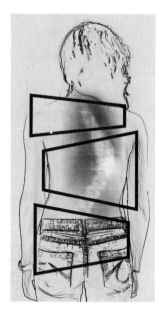

Abb. 5.8 Das Muster 3BH ist dadurch gekennzeichnet, dass der Brustkorb im Verhältnis zum Becken weit nach außen verlagert erscheint und zwar zur thorakalen Konvexseite hin. Wir sprechen in diesem Fall von einer thorakalen Dekompensation, die typischerweise auch radiologisch festgestellt werden kann. In der Mitte sieht man die Rumpfsilhouette mit dem Röntgenbild und rechts die Rumpfkeile, die der Übersichtlichkeit halber nicht dreidimensional dargestellt wurden. Merke: Die prominenten Rumpfteile, welche durch die Keilbreitseiten gekennzeichnet sind, sind immer auch nach dorsal verdreht.

der Keilbreitseite nach dorsal verdreht, wodurch der Rippenbuckel in Erscheinung tritt. Der Schulter-Hals-Block ist in gleicher Weise wie der Lenden-Becken-Block verschoben und verdreht mit einer Rückdrehung der linken Schulter auf der entsprechenden Keilbreitseite.

Statisch gesehen ist der Rumpf des Patienten mit einer solchen Krümmung in der Frontalebene zur thorakalen Konvexseite hin dekompensiert. Die Hüftprominenz auf der thorakalen Konkavseite ermöglicht die Diagnose dieser funktionell dreibogigen Krümmung. Das Gewicht scheint überwiegend auf dem Bein der thorakalen Konvexseite zu liegen.

Bei der rechtskonvexen Thorakalskoliose ist der thorakale Block rechts rotiert, der Lenden-Becken-Block und der Schulter-Hals-Block sind demgegenüber links rotiert.

Das Sagittalprofil des Musters 3BH ist meist gekennzeichnet durch eine langgezogene Lordose im Brustwirbelbereich, scheinbar bis zum Sakrum hinabziehend. Auf den ersten Blick ist eine Reduktion der lumbalen Lordose nicht zu erkennen.

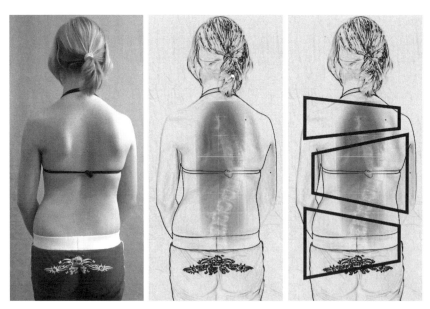

Abb. 5.9 Ein weiteres Beispiel für das Muster 3BH. In der Mitte sieht man die Rumpfsilhouette mit dem Röntgenbild und rechts die Rumpfkeile, die der Übersichtlichkeit halber nicht dreidimensional dargestellt wurden. Merke: Die prominenten Rumpfteile, welche durch die Keilbreitseiten gekennzeichnet sind, sind immer auch nach dorsal verdreht.

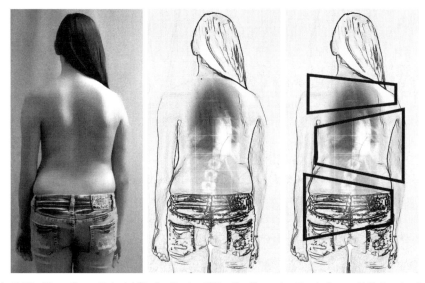

Abb. 5.10 Ein weiteres Beispiel für das Muster 3BH, allerdings eine Sonderform mit kleiner lumbaler Gegenkrümmung. Radiologisch ist eine Lotabweichung (C7 – Rima ani) nicht deutlich. Klinisch erfüllt diese Krümmung allerdings alle Charakteristika von 3BH mit einer relativen thorakalen Dekompensation und sollte demgemäß auch so behandelt werden. In der Mitte sieht man die Rumpfsilhouette mit dem Röntgenbild und rechts die Rumpfkeile, die der Übersichtlichkeit halber nicht dreidimensional dargestellt wurden. Merke: Die prominenten Rumpfteile, welche durch die Keilbreitseiten gekennzeichnet sind, sind immer auch nach dorsal verdreht.

Nur bei genauer Beobachtung ist eine relative Steilstellung der LWS bei diesem Krümmungsmuster zu sehen (vgl. Abb. 5.2).

Ein weiteres typisches Beispiel für eine 3BH Krümmung finden wir auf *Abbildung 5.9*. Radiologisch ist dieses Muster dadurch zu identifizieren, dass die Lendenwirbelsäule keinen eigenen Gegenbogen beschreibt und schon bald nach dem Abgang auf dem Kreuzbein sich zur thorakalen Konvexseite (Paketseite) hin neigt. Allerdings ist das Röntgenbild nicht immer sehr aussagekräftig: Auf den *Abbildungen 5.10 und 5.11* sind zwei Patientinnen zu erkennen mit einer kurzen lumbalen Gegenkrümmung, auf Abbildung 5.11 gar mit einer Beckenkippung zur Paketseite hin. Da allerdings die Gesamtstatik klinisch als 3BH zu erkennen ist, werden auch diese Krümmungen 3BH-spezifisch behandelt.

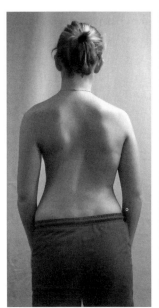 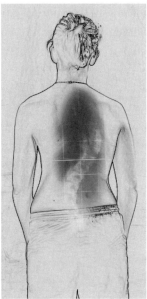 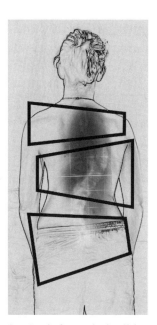

Abb. 5.11 Ein weiteres Beispiel für das Muster 3BH, allerdings eine Sonderform mit deutlicher lumbaler Gegenkrümmung, welche gar zu einer Beckenkippung zur thorakalen Konkavseite hin führt. Radiologisch ist eine Lotabweichung (C7 – Rima ani) nicht zu erkennen. Klinisch erfüllt diese Krümmung allerdings die Charakteristika von 3BH mit einer relativen thorakalen Dekompensation recht gut und sollte demgemäß auch so behandelt werden. In der Mitte sieht man die Rumpfsilhouette mit dem Röntgenbild und rechts die Rumpfkeile, die der Übersichtlichkeit halber nicht dreidimensional dargestellt wurden. Merke: Die prominenten Rumpfteile, welche durch die Keilbreitseiten gekennzeichnet sind, sind immer auch nach dorsal verdreht.

5.1.2 Die typischen Merkmale des Befundmusters 3BTL
(Abb. 5.12)

Dieses Krümmungsmuster kann als Sonderform des Musters 3BH angesehen werden. Zwar ist eine Skoliose mit einem Krümmungsscheitel von Th 12 oder L1 als thorakolumbales Muster definiert, die Krümmungen mit einem Krümmungsscheitel auf Höhe von TH 12 haben aber meist eindeutige Charakteristika des Musters 3BH mit einer thorakalen Dekompensation. Diese Untergliederung erfolgt daher eher aus didaktischen, denn aus praktischen Gründen, auch wenn eine thorakolumbale Skoliose mit Scheitelwirbel Th 12 in Einzelfällen auch einmal wie eine 4-bogige Krümmung erscheinen kann.

Dieses Muster wird aus physiotherapeutischer Sicht als thorakale Hauptkrümmung mit kranialer und kaudaler Gegenkrümmung beschrieben, allerdings radiologisch typischerweise als einbogig klassifiziert.

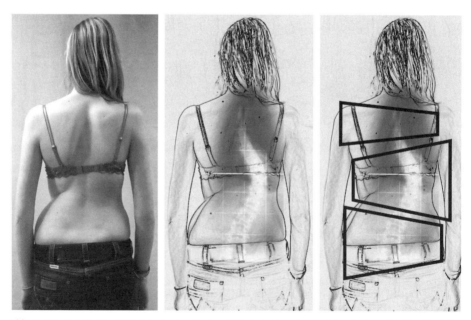

Abb. 5.12 Das Muster 3BTL ist wie das Muster 3BH dadurch gekennzeichnet, dass der Brustkorb im Verhältnis zum Becken weit nach außen verlagert erscheint und zwar zur thorakalen Konvexseite hin. Wir sprechen in diesem Fall von einer absoluten thorakalen Dekompensation, da auch eine Lotabweichung vorliegt. In der Mitte sieht man die Rumpfsilhouette mit dem Röntgenbild und rechts die Rumpfkeile, die der Übersichtlichkeit halber nicht dreidimensional dargestellt wurden. Merke: Die prominenten Rumpfteile, welche durch die Keilbreitseiten gekennzeichnet sind, sind immer auch nach dorsal verdreht.

Die thorakale Hauptkrümmung ist langgezogen und dekompensiert den Rumpf zur thorakalen Konvexseite hin. Im kaudalen Bereich ist L5 über dem Sakrum zentriert und L4 ist bereits zur Seite der Thorakalkrümmung hin gekippt. Die Richtung der axialen Wirbelrotation des Scheitelwirbels ist oftmals nach kaudal hin noch bei L2 oder L3 nachzuweisen. Die Krümmung erstreckt sich demgemäß in die Lumbalregion hinein, sollte jedoch nicht als Thorakolumbalkrümmung betrachtet werden, da der Scheitelpunkt im thorakalen Bereich liegt. Aus dieser langgezogenen Seitverbiegung der Wirbelsäule entsteht der typische lange Rippenbuckel (Paket). Die bei Lumbalkrümmungen typische Einbuchtung unterhalb des Rippenbuckels (schwache Stelle) ist bei diesem Krümmungsmuster oftmals nur schwer zu erkennen. Dementsprechend ist auf dieser Seite in der Regel auch keine Faltenbildung zu sehen, da wir bei diesem Muster nur selten eine Lendenkrümmung finden. Allerdings sind die lumbalen und thorakalen Faszikel des Musculus erector spinae, welche diese Region longitudinal durchziehen, unterhalb des Rippenbuckels verkürzt. In der Praxis stellt dies eine zusätzliche Hürde bei der Haltungskorrektur und bei der Auswahl der spezifischen Übungen dar.

5.1.3 Die typischen Merkmale des Befundmusters 3B

Es handelt sich auch bei diesem Muster um eine funktionell dreibogige Skoliose mit einer Hauptkrümmung im Thorakalbereich, welche typischerweise rechtskonvex ist. Es besteht zusätzlich eine kompensatorische Lumbalkrümmung unbedeutenden Ausmaßes, welche aber strukturell gesehen als komplett angesehen werden muss *(Abb. 5.13)*. Diese lumbale Gegenkrümmung überschreitet die Mittellinie selten und aufgrund einer nur sehr geringen Rotation erscheinen die Dornfortsätze kaum gegeneinander verdreht. Die lumbale Gegenkrümmung ist flexibel und praktisch voll aufrichtbar. Die Stellung des Beckens in der Frontalebene ist balanciert und dementsprechend ist keine Beckenprominenz auf der thorakalen Konkavseite zu erkennen. Bei ausbalanciertem Rumpf über dem Becken ist dementsprechend auch keine statische Dekompensation zu erkennen. Im Vorbeugetest ist der Lenden-Becken-Block nur wenig asymmetrisch, in transversaler Ebene ist jedoch eine Beckenrotation zu erkennen.

Funktionell gesehen ist das Befundmuster 3B eine dreibogige Skoliose mit thorakaler Hauptkrümmung ohne Hüftprominenz oder radiologisch deutliche Lotabweichung. Betrachtet man allerdings den Thorakalblock isoliert, so scheint dieser gegenüber Schultergürtel und Beckengürtel dekompensiert (relative thorakale Dekompensation).

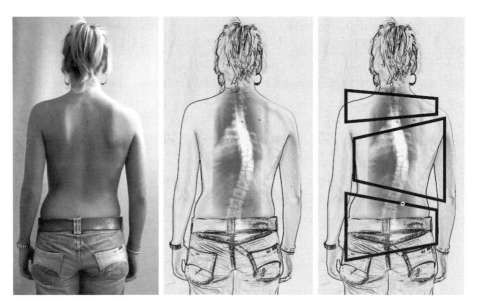

Abb. 5.13 Das Muster 3B ist dadurch gekennzeichnet, dass der Brustkorb im Verhältnis zum Becken und Schultergürtel leicht nach außen verlagert erscheint und zwar zur thorakalen Konvexseite hin. Wir sprechen in diesem Fall von einer relativen thorakalen Dekompensation, auch wenn eine Lotabweichung (C7 – Rima ani) nicht zu erkennen ist. In der Mitte sieht man die Rumpfsilhouette mit dem Röntgenbild und rechts die Rumpfkeile, die der Übersichtlichkeit halber nicht dreidimensional dargestellt wurden. Merke: Die prominenten Rumpfteile, welche durch die Keilbreitseiten gekennzeichnet sind, sind immer auch nach dorsal verdreht.

5.1.4 Die typischen Merkmale des Befundmusters 3BL
(Abb. 5.14)

Das Muster 3BL ist eine Sonderform der 3-bogigen Skoliose. Es ist durch eine thorakal relativ dekompensierte Hauptkrümmung (Kennzeichen einer 3-bogigen Krümmung), ohne wesentliche Lotabweichung im Röntgenbild mit einer lang gezogenen lumbalen Gegenkrümmung gekennzeichnet. Eine lumbosakrale kaudale Ausgleichskrümmung ist nicht nachweisbar. Radiologisch wäre diese Ausgleichskrümmung daran zu erkennen, dass zwischen L4 und S1 ein oder mehrere keilverformte Intervertebralräume zu erkennen sind. Beim Muster 3BL sind die Intervertebralräume L4 – S1 relativ parallel und erfüllen damit eben nicht die Definition einer lumbosakralen Gegenkrümmung, wie im folgenden beschrieben.

Dieses Befundmuster wird wegen der großen lumbalen Gegenkrümmungen *wie eine 4-bogige Krümmung behandelt,* da man mit den 3-bogigen Einstellungen letztere deutlich verstärken würde.

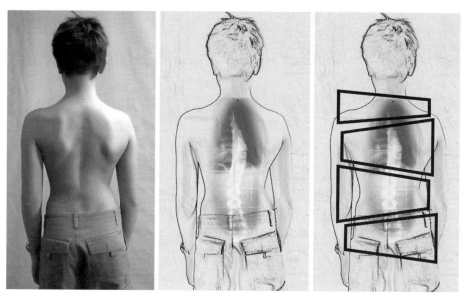

Abb. 5.14 Das Muster 3BL ist dadurch durch eine thorakal relativ dekompensierte Hauptkrümmung (Kennzeichen einer 3-bogigen Krümmung) mit einer lang gezogenen lumbalen Gegenkrümmung gekennzeichnet. Eine lumbosakrale kaudale Ausgleichskrümmung ist nicht nachweisbar. Radiologisch wäre diese Ausgleichskrümmung daran zu erkennen, dass zwischen L4 und S1 ein oder mehrere keilverformte Intervertebralräume zu erkennen sind. Beim Muster 3BL sind die Intervertebralräume L4–S1 relativ parallel und erfüllen damit eben nicht die Definition einer lumbosakralen Gegenkrümmung. In der Mitte sieht man die Rumpfsilhouette mit dem Röntgenbild und rechts die Rumpfkeile, die der Übersichtlichkeit halber nicht dreidimensional dargestellt wurden. Merke: Die prominenten Rumpfteile, welche durch die Keilbreitseiten gekennzeichnet sind, sind immer auch nach dorsal verdreht.

5.1.5 Die typischen Merkmale des Befundmusters 4BD
(Abb. 5.15, 5.16)

Die statischen Veränderungen bei einer funktionell vierbogigen Skoliose sind erstmals Ende der 70er Jahre beschrieben worden und Anfang der 80er Jahre publiziert worden (Lehnert-Schroth 1982). Anatomisch radiologisch finden wir bei diesem funktionellen Befundmuster eine Thorakalkrümmung unterschiedlicher Ausprägung mit einer strukturell vollständig ausgeprägten Lumbalverbiegung, welche über die Mittellinie hinausgeht und zusätzlich kaudal in eine lumbosakrale Kompensationskrümmung mündet. Auch thorakolumbale Krümmungen können diesem Befundmuster zugeordnet werden, wenn der Krümmungsscheitel bei L1 liegt, und die thorakolumbale Krümmung größer und rigider ist als die kranial gelegene Thorakalkrümmung.

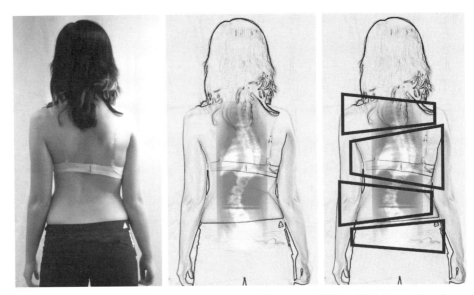

Abb. 5.15 Das Muster 4BD, oder 4-bogig mit Doppelkrümmung (früher 4B) ist dadurch gekennzeichnet, dass zwei Hauptkrümmungen existieren mit den entsprechenden kranialen und kaudalen Ausgleichskrümmungen. Dieses Muster ist kaum dekompensiert und wenn zur lumbalen Konvexseite (lumbale Dekompensation). Per Definitionem ist der 4. Bogen die lumbosakrale kaudale Ausgleichskrümmung. Radiologisch ist dieser Bogen daran zu erkennen, dass zwischen L4 und S1 ein oder mehrere keilverformte Intervertebralräume zu erkennen sind. In der Mitte sieht man die Rumpfsilhouette mit dem Röntgenbild und rechts die Rumpfkeile, die der Übersichtlichkeit halber nicht dreidimensional dargestellt wurden. Merke: Die prominenten Rumpfteile, welche durch die Keilbreitseiten gekennzeichnet sind, sind immer auch nach dorsal verdreht.

Klinisch tritt die Lumbosakralkrümmung deutlich durch die Prominenz der Hüfte auf der thorakalen Konvexseite in Erscheinung. Der unter 5.1. beschriebene Lenden-Becken-Block wird bei der vierbogigen Skoliose unterteilt in einen Lenden-Block und in einen Becken-Block, welche gegeneinander verschoben, verdreht und auch gegenläufig keilförmig deformiert sind (s. Abb. 5.7). Statisch gesehen findet sich eine Dekompensation zur thorakalen Konkavseite mit Hüftprominenz auf der thorakalen Konvexseite. Das Bein der thorakalen Konkavseite scheint den größeren Teil des Körpergewichtes zu tragen.

Lenden-und Becken-Block sind gegeneinander verdreht, die Keilbreitseiten der Blöcke sind nach dorsal, die Keilspitzen nach ventral verdreht. Die Veränderungen der Beckenstellung im Raum bei vierbogiger Skoliose sind von Rigo in mehreren radiologischen Studien beschrieben worden (1991, 1996 und 1997). In der Frontalebene kippt das Becken bei diesem Krümmungsmuster thorakalkonkavseitig nach kaudal weg und ist zusätzlich zur thorakalen Konvexseite hin verschoben. In der Transversalebene steht das Becken durch die Gegenrotation thorakal-

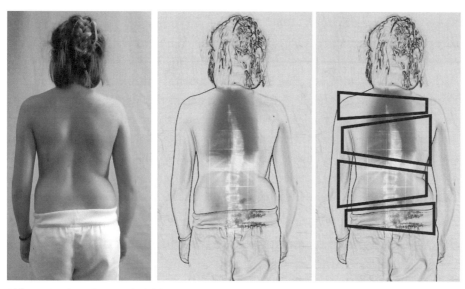

Abb. 5.16 Ein weiteres Beispiel für das Muster 4BD, oder 4-bogig mit Doppelkrümmung (früher 4B) ist dadurch gekennzeichnet, dass zwei Hauptkrümmungen existieren mit den entsprechenden kranialen und kaudalen Ausgleichskrümmungen. Dieses Muster ist kaum dekompensiert. In der Mitte sieht man die Rumpfsilhouette mit dem Röntgenbild und rechts die Rumpfkeile, die der Übersichtlichkeit halber nicht dreidimensional dargestellt wurden. Merke: Die prominenten Rumpfteile, welche durch die Keilbreitseiten gekennzeichnet sind, sind immer auch nach dorsal verdreht.

konvexseitig nach dorsal. Diese Aussagen beziehen sich auf die Stellung des Beckens im Raum unter Berücksichtigung eines patientenbezogenen Koordinatensystems. Wir verwenden hierfür die Begriffe geometrische oder räumliche Beckentorsion. Andererseits bewirkt die passive Spannung der intrinsisch lumbalen Anteile der autochthonen Rückenmuskulatur eine Anteversion der Darmbeinschaufel auf der thorakalen Konvexseite (die Querfortsätze der Lendenwirbel sind auf dieser Seite vom Beckenkamm nach ventral weggedreht, was Ursprung und Ansatz der intrinsisch lumbalen Muskulatur voneinander entfernt).

Aufgrund der beschriebenen statischen Veränderungen wirkt sich die Beckenfehlstellung bei der funktionell vierbogigen Skoliose auch auf die coxofemoralen Gelenkverbindungen aus: Das Hüftgelenk der thorakalen Konkavseite befindet sich demgemäß in relativer Abduktion, Außenrotation und Extension, während der untere Teil des Beines vom Knie abwärts eher nach innen gedreht erscheint. Zusätzlich findet sich thorakalkonkavseitig eine Abflachung des Längsgewölbes, wodurch sich bei höherer Stützlast das Bein scheinbar verkürzt.

Wie wir gesehen haben, wirkt sich die veränderte Beckengeometrie auf die Symmetrie der anatomischen Bezugspunkte der unteren Extremität ungünstig aus.

Karch und Lehnert-Schroth (1989) haben bei der funktionell vierbogigen Skoliose eine typische Asymmetrie der Stellung der vorderen oberen Darmbeinstacheln festgestellt (SIAS). Auf der thorakalen Konkavseite stehen die vorderen Darmbeinstacheln im Verhältnis zur thorakalen Konvexseite ventrokaudal. Die vorderen Darmbeinstacheln der thorakalen Konvexeite stehen eher dorsokranial.

Es handelt sich bei vierbogigen Krümmungen meist um Lumbal- oder Thorakolumbalskoliosen, welche größer und steifer als die thorakale Ausgleichskrümmung sind. Wir finden bei diesem Krümmungsmuster eine Dekompensation des Rumpfes zur thorakalen Konkavseite hin, eine Hüftprominenz auf der thorakalen Konvexseite und eine vermehrte Belastung des Beines der thorakalen Konkavseite.

5.1.6 Die typischen Merkmale des Befundmusters 4BL
   (Abb. 5.17, 5.18)

Das Muster 4BL (4-bogig lumbal) oder 4-bogig mit singulärer Lumbalkrümmung ist dadurch gekennzeichnet, dass eine lumbale Hauptkrümmung mit den

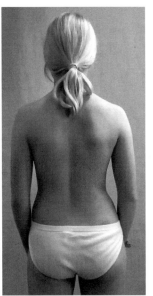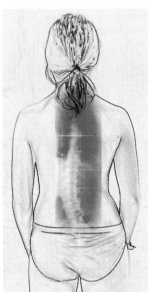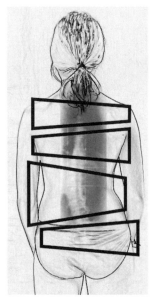

Abb. 5.17 Das Muster 4BL, oder 4-bogig mit singulärer Lumbalkrümmung ist dadurch gekennzeichnet, dass eine lumbale Hauptkrümmung existiert mit den entsprechenden kranialen und kaudalen Ausgleichskrümmungen. Die thorakale Nebenkrümmung tritt nur wenig in Erscheinung und noch weniger die zervikothorakale Ausgleichskrümmung. Dieses Muster ist normalerweise lumbal dekompensiert. In der Mitte sieht man die Rumpfsilhouette mit dem Röntgenbild und rechts die Rumpfkeile, die der Übersichtlichkeit halber nicht dreidimensional dargestellt wurden. Merke: Die prominenten Rumpfteile, welche durch die Keilbreitseiten gekennzeichnet sind, sind immer auch nach dorsal verdreht.

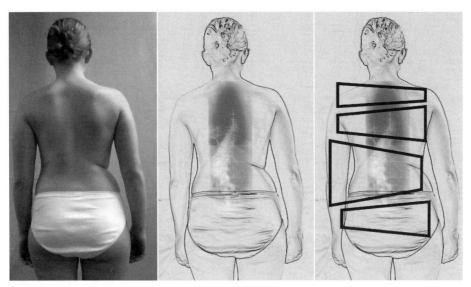

Abb. 5.18 Ein weiteres Beispiel für das Muster 4BL. In der Mitte sieht man die Rumpfsilhouette mit dem Röntgenbild und rechts die Rumpfkeile, die der Übersichtlichkeit halber nicht dreidimensional dargestellt wurden. Merke: Die prominenten Rumpfteile, welche durch die Keilbreitseiten gekennzeichnet sind, sind immer auch nach dorsal verdreht.

entsprechenden kranialen und kaudalen Ausgleichskrümmungen existiert. Eine lumbosakrale Gegenkrümmung ist radiologisch nachzuweisen an den keilverformten Intervertebralräumen L4–S1. Die thorakale Nebenkrümmung tritt nur wenig in Erscheinung, und die zervikothorakale Ausgleichskrümmung in diesem Fall überhaupt nicht. Dieses Muster ist normalerweise lumbal dekompensiert. Man erkennt die typische Hüftprominenz auf der Paketseite, welche Ansatz für die Korrekturmanöver ist.

5.1.7 Die typischen Merkmale des Befundmusters 4BTL
(Abb. 5.19)

Das Muster 4BTL (4-bogig thorakolumbal) oder 4-bogig mit singulärer Thorakolumbalkrümmung ist durch eine thorakolumbale Hauptkrümmung mit den entsprechenden kranialen und kaudalen Ausgleichskrümmungen gekennzeichnet. Der Scheitelwirbel liegt beim Muster 4BTL bei L1, in seltenen Fällen *(Abb. 5.20)* kann der Scheitel auch bei Th12/L1 liegen. Ein Scheitelwirbel bei Th12 spricht eher für das Muster 3BTL (vgl. Abb. 5.12). Eine lumbosakrale Gegenkrümmung ist radiologisch nachzuweisen an den keilverformten Intervertebral-

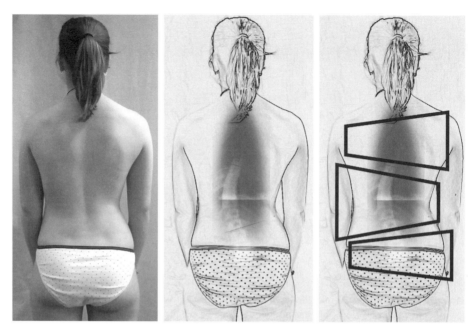

Abb. 5.19 Das Muster 4BTL, oder 4-bogig mit singulärer Thorakolumbalkrümmung ist dadurch gekennzeichnet, dass eine thorakolumbale Hauptkrümmung (Scheitelwirbel L1) mit den entsprechenden kranialen und kaudalen Ausgleichskrümmungen existiert. Die thorakale Nebenkrümmung tritt nur wenig in Erscheinung und noch weniger die zervikothorakale Ausgleichskrümmung. Dieses Muster ist normaler Weise lumbal (oder thorakolumbal) dekompensiert. In der Mitte sieht man die Rumpfsilhouette mit dem Röntgenbild und rechts die Rumpfkeile, die der Übersichtlichkeit halber nicht dreidimensional dargestellt wurden. Merke: Die prominenten Rumpfteile, welche durch die Keilbreitseiten gekennzeichnet sind, sind immer auch nach dorsal verdreht.

räumen L4–S1. Die thorakale Nebenkrümmung tritt nur wenig in Erscheinung und die zervikothorakale Ausgleichskrümmung in diesem Fall überhaupt nicht. Dieses Muster ist normaler Weise lumbal dekompensiert. Man erkennt die typische Hüftprominenz auf der Paketseite, welche Ansatz für die Korrekturmanöver ist.

5.1.8 Die typischen Merkmale für eine strukturelle doppelthorakale Skoliose *(Abb. 5.21)*

Es gibt mehr Krümmungsmuster, als ich sie bisher beschrieben habe. Einige treten so selten auf, dass man ohnehin nicht mehr systematisch behandeln kann, sondern individuelle Wege suchen muss. Allerdings ist die doppelthorakale Skoliose recht häufig und sollte als Sonderform zum Abschluss des Kapitels beschrie-

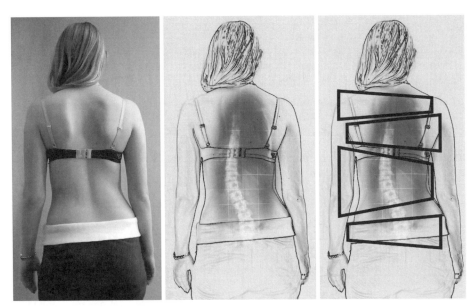

Abb. 5.20 Ein weiteres Beispiel für das Muster 4BL. Bei dieser Krümmung liegt der Krümmungsscheitel im Intervertebralraum Th12 / L1. In der Mitte sieht man die Rumpfsilhouette mit dem Röntgenbild und rechts die Rumpfkeile, die der Übersichtlichkeit halber nicht dreidimensional dargestellt wurden. Merke: Die prominenten Rumpfteile, welche durch die Keilbreitseiten gekennzeichnet sind, sind immer auch nach dorsal verdreht.

ben werden. Sie kann weder als 3-bogig, noch als 4-bogig klassifiziert werden, kann sie doch zusammen mit allen 3-bogigen Mustern, aber auch in Zusammenhang mit einem Muster 4BD auftreten.

Die doppelthorakale Skoliose kann als Komplikation einer Korsettversorgung, allerdings auch primär entstehen und ist dadurch gekennzeichnet, dass der zervikothorakale Ausgleichsbogen strukturell verändert ist und ein so genannter Schulterbuckel entstanden ist. Die Schulter der schwachen Seite steht hoch, und radiologisch hat man einen zur Paketseite gekippten Th1 (Definition King V). Dieses Muster ist normalerweise wenig dekompensiert.

Der strukturelle zervikothorakale Bogen ist kurzbogig und lässt sich weder durch Physiotherapie noch durch eine Korsettbehandlung optimal korrigieren. Dieser Bogen ist wegen seiner Steifigkeit auch ein Korrekturhindernis für die kaudal gelegene Thorakalkrümmung.

Eine strukturelle zervikothorakale Krümmung kann vergesellschaftet mit allen beschriebenen Mustern auftreten, die eine thorakale Hauptkrümmung aufweisen.

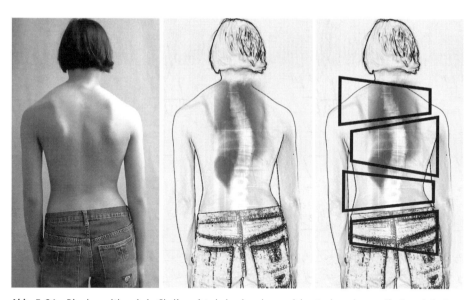

Abb. 5.21 Die doppelthorakale Skoliose ist dadurch gekennzeichnet, dass der zervikothorakale Ausgleichsbogen strukturell verändert ist und ein so genannter Schulterbuckel entstanden ist. Die Schulter der schwachen Seite steht hoch und radiologisch hat man einen zur Paketseite gekippten Th1 (Definition King V). Dieses Muster ist normalerweise wenig dekompensiert. In der Mitte sieht man die Rumpfsilhouette mit dem Röntgenbild und rechts die Rumpfkeile, die der Übersichtlichkeit halber nicht dreidimensional dargestellt wurden. Merke: Die prominenten Rumpfteile, welche durch die Keilbreitseiten gekennzeichnet sind, sind immer auch nach dorsal verdreht.

6 Die befundgerechte Physiotherapie – Das Scoliologic® „Best Practice" Programm

Das Scoliologic® „Best Practice" Programm ist in englischer Sprache bereits ausführlich beschrieben. 2006 erschien nach Fertigstellung der zweiten Auflage dieses Buches die Erstauflage des Buches *„Best Practice" in conservative scoliosis care*, ebenfalls erschienen im Pflaum Verlag, dessen dritte aktualisierte Auflage 2010 veröffentlicht wurde und eine Beschreibung des Programms enthält.

Dieses Programm wurde seit 2005 entwickelt, und seine einzelnen Bestandteile sind 2006 wissenschaftlich untersucht worden (Weiss und Klein 2006, Weiss, Hollaender und Klein 2006). Es hat sich dabei herausgestellt, dass die Sagittalkonfiguration in spezifischer Weise verbessert werden muss, will man die Ergebnisse der alt hergebrachten Behandlungsweisen optimieren. Des Weiteren wurde in einer prospektiven und kontrollierten Untersuchung gezeigt, dass man mit kürzeren Rehabilitationszeiten auskommen kann, wenn man moderne Techniken unter besonderer Berücksichtigung der Alltagsaktivitäten verwendet (Weiss, Hollaender und Klein 2006).

Die durch diese neuen Erkenntnisse eingeleiteten Entwicklungen haben sich nun in der Ausgestaltung der 3-Tages-Intensivrehabilitation niedergeschlagen, einem Konzept, welches auch ambulant preisgünstig angeboten werden kann. Wie in

der Korsettversorgung suchen wir auch in der Rehabilitation nach Wegen, die
Lebensqualität der Betroffenen bei optimalen Schulungsergebnissen so wenig
wie möglich zu beeinträchtigen.

Ambulante Rehabilitationskonzepte haben in der Skoliosebehandlung vergleichbare Ergebnisse wie die stationäre Intensivrehabilitation (SIR), zumindest was
die Operationsinzidenz angeht (Maruyama 2003, Weiss, Reiter und Rigo 2003).
Die Ergebnisse der stationäre Intensivrehabilitation (SIR) beruhen zudem auf
Patientenkollektiven, die in den 80er und Anfang der 90er Jahre für sechs Wochen behandelt worden waren.

Für die aktuellen, mittlerweile deutlich modifizierten Konzepte der stationären
Skolioserehabilitation mit reduzierter Rehabilitationszeit liegen hingegen nach
einem aktuellen Review keine Ergebnisse vor (Yilmaz und Kozikoglu 2010), weshalb der Schritt zur Kurzrehabilitation nicht nur gerechtfertigt, sondern auch
folgerichtig ist.

Das Scoliologic® „Best Practice" Programm beinhaltet folgende Komponenten:
▷ Das physio-logic® Programm zur Korrektur des Sagittalprofils
▷ Die Schulung von Alltagsaktivitäten (ADL)
▷ Das Programm „3D-einfach-gemacht" (3D-made-easy) und
▷ Lehnert-Schroth.
Die Anwendung der genannten Behandlungsverfahren soll im Folgenden be-
schrieben werden.

6.1 Das physio-logic®-Programm

Nach Ansicht vieler Autoren kann der thorakale Flachrücken als begünstigender
Faktor für die thorakale Idiopathische Skoliose angesehen werden (Deacon et al.
1984, Tomaschewski 1987, Weiß und Lauf 1995, Burwell 2003, Raso 2000,
s. Abb. 5.1–5.2). Wenn also die Rotation und die seitliche Abweichung der Wirbelsäule sekundäre Ausprägungsmuster der Idiopathischen Skoliose sind, sollte es
möglich sein, die dreidimensionale Deformität einer Skoliose durch die alleinige
Applikation sagittaler Kraftmomente zu korrigieren oder zu verbessern. Der
Flachrücken ist zumindest bei der Korsettbehandlung von Patienten mit Idiopathischen Skoliosen ein größeres Problem. Es hat sich bereits in der Literatur
niedergeschlagen, dass sich der Flachrücken durch bestimmte Korsettkonzepte
sogar verstärkt. Weder im Boston-Korsett, im Charleston Bending Brace, noch in

den meisten anderen Korsetttypen zur Korrektur einer Skoliose sind Druckzonen zur Korrektur des sagittalen Profils zu finden. Lediglich im Orginal Chêneau-Korsett sind Druckzonen zur Korrektur einer thorakalen Hypokyphose eingeführt worden (Rigo und Weiß 2003).

Krankengymnastische Behandlungsprogramme zielen bislang hauptsächlich auf die Deformität in frontaler Ebene ab (Klapp 1907, Niederhöffer 1942, Ocarzuk 1994, Weiß 1994), wenige haben die Korrektur der Wirbelsäulenrotation zum Ziel (Rigo et al. 1991, Klisic und Nikolic 1985, Mollon und Rodot 1986, Lehnert-Schroth 2000), und eben noch weniger wird in der Physiotherapie das Sagittalprofil beachtet (Tomaschewski 1992, Rigo et al. 1994, Weiß und Rigo 2001). Schon vor 1992 hat Negrini darauf hingewiesen, dass das Sagittalprofil mit der Hilfe korrigierender Übungen wiederhergestellt werden sollte (Negrini 1992). In einigen Übungsprogrammen steht der Flachrücken im Zentrum des Interesses, jedoch ließen sich hierdurch offenbar keine günstigen Ergebnisse erzielen (Ducongé 1992). Alle Patienten, welche mit einem hyperkyphosierenden Programm behandelt worden waren, verschlechterten sich innerhalb eines Jahres regelmäßiger Behandlung. Aus dieser Untersuchung kann nur der Schluss gezogen werden, dass es nicht sinnvoll ist, die Wirbelsäule in Richtung einer gesamthaften Kyphose zu mobilisieren.

Mit dem Schroth-Programm versucht man, die thorakale Kyphose durch eine spezielle Atemtechnik, wie auch durch spezielle Übungen wieder herzustellen, welche thorakal kyphosierend wirken.

Mittlerweile gibt es Beweise dafür, dass in der Sagittalebene wirkende Korrekturkräfte die skoliotische Deformität auch in transversaler und frontaler Ebene korrigieren können (Weiß, Dallmayer und Gallo 2006). In einer experimentellen Untersuchung mit dem Ziel, den kurzzeitigen Korrektureffekt zweier unterschiedlicher Korsette mit Hilfe der Oberflächenvermessung zu dokumentieren, konnte belegt werden, dass sagittale Korrekturkräfte zu ähnlichen Kurzzeitkorrekturen führen können, wie die dreidimensionalen Korrekturkräfte, welche im Rigo-Chêneau-Korsett wirken.

Wenn auch die dreidimensionale Skoliosebehandlung nach Lehnert-Schroth langzeitig Veränderungen in sagittaler Ebene bei einer Skoliose bewirken kann (Rigo et al. 1994), legen die Ergebnisse der vorher beschriebenen Studie nahe, dass man die Qualität der physiotherapeutischen Skolioserehabilitation durch die Verstärkung von Korrekturen in sagittaler Ebene zu verbessern vermag. Auf dieser Grundlage haben wir ein Übungsprogramm entwickelt mit dem Ziel, ein physiologisches Sagittalprofil wieder herzustellen (s. Abb. 5.3–5.4).

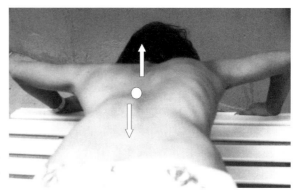

Abb. 6.1
Hier in einer Übungsausgangs-situation ist bei einer Double Major Skoliose die strukturelle Lordose thorakal wie auch die strukturelle Kyphose lumbal klar zu erkennen. Der Umschlagpunkt liegt im thorakolumbalen Übergangsbereich. Es sind Korrekturkräfte thorakal nach dorsal und lumbal nach ventral vonnöten.

Die Übungen dieses Programms haben allesamt die gleichen Grundprinzipien, nämlich eine Verstärkung und somit Verbesserung der Lordose auf Höhe von L2, wie auch eine Verstärkung und Verbesserung der thorakalen Kyphose im unteren Thorakalbereich (*Abb. 6.1*, s.a. Abb. 5.5). Diese Übungen werden physio-logic®-Übungen genannt. Die Ergebnisse, die in einer nach Alter, Geschlecht, Krümmungsmuster und Cobb-Winkel gematchten Untersuchung erzielt wurden, stimmen mit der Hypothese überein, dass durch die Applikation von physio-logic®-Übungen das Behandlungsergebnis der Skoliose-Intensiv-Rehabilitation (SIR) verbessert werden kann (Weiß und Klein 2006).

Mittlerweile gibt es Hinweise darauf, dass der Erhalt der Lumballordose im Erwachsenenalter äußerst wichtig ist. Glassman und Mitarbeiter (2005) haben herausgefunden, dass das Sagittalprofil einen entscheidenden Einfluss auf die Stabilität einer Skoliose hat. van Loon, Kühbauch und Thunnissen (2008) haben belegt, dass die Wiederherstellung der Lumballordose zu einer Stabilisierung und Aufrichtung einer Skoliose führt. Demnach kann man es als wissenschaftlich belegt ansehen, dass die Relordosierung der Lendenwirbelsäule zur Skoliosekorrektur und auch zu deren Stabilisierung wichtig ist.

6.1.1 Beschreibung des physio-logic®-Übungsprogramms

Das physio-logic®-Übungsprogramm beinhaltet
▷ symmetrische Mobilisationsübungen zur Verbesserung der Lordosierung mit Zielrichtung auf L2 und zur Mobilisierung der Kyphosierung der unteren Brustwirbelsäule
▷ asymmetrische Übungen zur Verbesserung der Korrekturmöglichkeiten auch in frontaler und horizontaler Ebene wie auch
▷ die Schulung der physio-logic®-Alltagshaltungen.

Die symmetrischen Mobilisierungsübungen werden wiederholt angewendet. Diese Übungen können nur mit Hilfe passiver Widerlagerungen oder mit der Hilfe von Haltungsreflexen durchgeführt werden. Aktiv sind wir ja nur in der Lage, die Wirbelsäule gesamthaft zu beugen oder zu strecken. Bei den physio-logic®-Übungen kommt es darauf an, die Lendenlordose zu verstärken und gleichzeitig Kräfte in die Rekyphosierung der unteren Brustwirbelsäule zu leiten. Im Stehen kann man einfach die lumbale Lordose durch Beckenkippung verstärken, während der obere Anteil des Rumpfes zurückgeneigt wird. Diese Ausgangsstellung verbessert reflektorisch die Kyphosierbarkeit der unteren Brustwirbelsäule. Es ist allerdings nicht das Ziel dieser Übungen, die Lumballordose der L5/S1-Ebene zu verstärken, weil dies Kreuzschmerzen auslösen kann. Die Lordose sollte vielmehr ihren Scheitelpunkt auf der Ebene von L2 oder der Bandscheibenebene L2/L3 finden. Dies kann gesichert werden, wenn beide unteren Rippenbögen nach vorne gebracht werden.

Zur asymmetrischen dreidimensionalen Haltungskorrektur können wir Schroth-Übungen nehmen und nach den Prinzipien des physio-logic®-Progamms modifizieren. An die Stelle der ersten und der zweiten Beckenkorrektur tritt die Beckenkippung und die Ventralisierung des unteren Rippenbogens *(Abb. 6.2a–b)*.

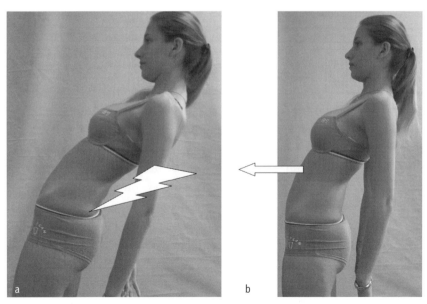

Abb. 6.2a, b Durch die einfach Reklination des Rumpfes werden reflektorisch kyphosierende Kräfte aktiviert. Allerdings führt die einfache Reklination zu einer relativen sakrum-akutum-Stellung im lumbosakralen Übergangsbereich. Dieser vermehrten Belastung kann vorgebeugt werden, wenn die unteren Rippenbögen nach ventral gebracht werden. Hierdurch wird die Lordose auf die gesamte Wirbelsäule verteilt mit einem Scheitelwirbel der Lordose bei L2/3 (modifiziert nach Weiß und Klein 2006).

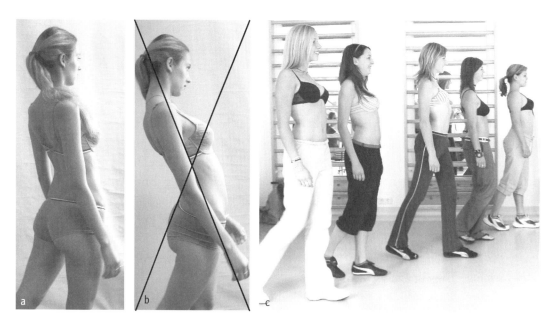

Abb. 6.3a–c Der „Catwalk" unter Berücksichtigung der physio-logic®-Prinzipien führt zu einer Relordosierung der oberen Lendenwirbelsäule und zu einer Rekyphosierung im Brustkorbbereich. Im Alltag kann diese Übung recht unauffällig durchgeführt werden. Eine Rückverlagerung des Schwerpunktes, wie auf Abbildung b zu sehen, sollte allerdings vermieden werden. Die physio-logic® Übungen sollten eher in leichte Vorlage durchgeführt werden (a).

Alltagsaktivitäten (ADL-Training) sind äußerst wichtig, um das Haltungsstereotyp gewohnheitsmäßig zu verändern, und aus diesem Grunde wird das physiologic®-Alltagstraining im Stehen und Gehen durchgeführt *(Abb. 6.3a–c)*. Es wird hierzu der sogenannte „Catwalk" angeschult, welcher die Basisprinzipien des physio-logic®-Progamms beinhaltet, ebenso wie als Ausgangspunkt die einfache „NUBA"-Haltung. Diese Position ist abgeleitet worden von der physiologischen Haltung eines nordafrikanischen, natürlich lebenden Eingeborenenstammes. Weitere Übungen aus dem physio-logic®-Programm werden in den folgenden Abbildungen dargestellt *(Abb. 6.4a–c, 6.5a–b, 6.6, 6.7a–c)*.

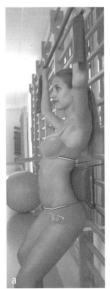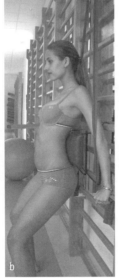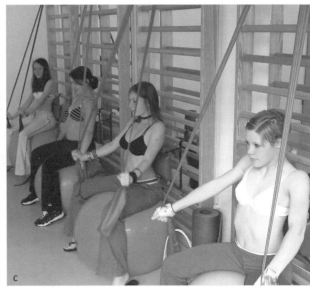

Abb. 6.4a–c Die Übung „Schlange am Felsvorsprung" kann im Stehen und im Sitzen durchgeführt werden. Wir erzielen eine passive Widerlagerung der Lumballordose und mobilisieren die Brustwirbelsäule unter Nutzung kyphosierender Synergieeffekte durch das Herabführen der Arme gegen den Widerstand des elastischen Bandes in die Innenrotation/Abduktion.

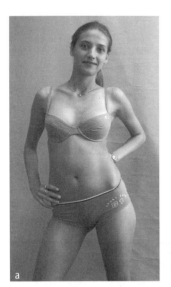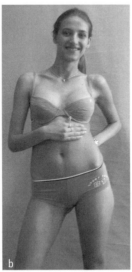

Abb. 6.5a–b
Alltagsruhehaltung einer Patientin mit linkslumbaler Skoliose. Das sagittale Profil wird in physiologischer Weise eingestellt und die Hüfte auf die Gegenseite redressiert. Zusätzlich kann man infrapektoral eine widerlagernde und in die Kyphosierung zielende Druckrichtung nach dorsal ausüben.

Abb. 6.6
Auch im Liegen ist eine passive Widerlagerung der Lendenwirbelsäule bei gleichzeitiger Mobilisierung der Brustwirbelsäule in die Kyphosierung sinnvoll. Allerdings sollte in dieser Übungsausgangssituation der obere Rumpfanteil nur soweit gehoben werden, dass der Kontakt der Lendenwirbelsäule zum unterlagernden Kissen weitgehend erhalten bleibt.

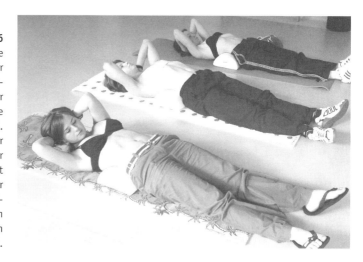

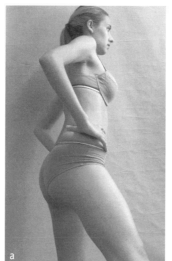
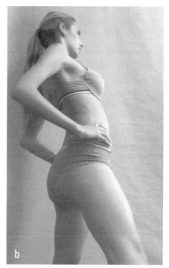

Abb. 6.7a–c
Links Muskelzylinder von der Seite gesehen in der klassischen Ausgangsstellung, in der Mitte und rechts in der physio-logic®-Einstellung, wie sie heutzutage bei den meisten Skoliosen Verwendung finden kann.

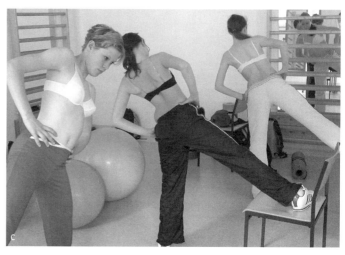

6.2 Schulung der Alltagsaktivitäten

Es kann nicht nur ein entscheidender motivationsfördernder Faktor sein, wenn Schroth-Übungen in Alltagssituationen ausprobiert werden, es macht mitunter auch mehr Spaß als das strikte Üben in definierter Ausgangsposition. Es gilt aber nicht nur Übungen in Alltagssituationen zu integrieren, (der Muskelzylinder ist durchaus beim Zähneputzen durchführbar, *Abb. 6.8*) sondern auch Ruhehaltungen einzustudieren, in welchen die Betroffenen auch einmal locker lassen können, ohne die Krümmung in dieser Ruhehaltung zu fördern.

Es ist bequem, in der Krümmung zu ruhen. Es muss daher zunächst eine kleine Hürde übersprungen werden. Ein Prozess muss eingeleitet werden, der den betroffenen PatientInnen demonstriert, dass sie auch in zumindest teilweiser Korrektur ausruhen können. Eine Umgewöhnung ist also erforderlich, welche genaueste Einweisung verlangt. Alleine aber über die Kognitionsfähigkeit, also das Verstehen, ist allerdings auch dieser Prozess nicht immer zu bewältigen, zumal psychosoziale Faktoren den Verinnerlichungsprozess behindern können.

Es scheint einen Mechanismus zu geben, nach dem zwar in der Übungssituation, welche ja unter stationären Bedingungen z.T. sogar mehr als fünfeinhalb Stunden täglich betragen kann, ein mentales Engramm aufgebaut wird, welches ein gutes Haltungsgefühl erzielen lässt. Allerdings wird dieses Engramm in manchen Fällen sofort im Anschluss an die Übungssituation wieder ausgeschaltet bzw. aus dem Bewusstsein verbannt. Dies mag daran liegen, dass die Skoliose an sich, als deformierende Erkrankung und unangenehme Erfahrung verdrängt wird und sich somit gegen das Alltagsmanagement (ADL) sperrt. Um so wichtiger erscheint es, die Verbindung zwischen Übung und Alltag regelrecht einzuüben. Die Beantwortung der Fragestellungen: „Welches ist meine richtige entspannte Sitzhaltung? Welches ist meine richtige Liegeposition? Wie lehne ich mich im Stand am besten an?" kann nur durch Analyse des individuellen Befundes erfolgen.

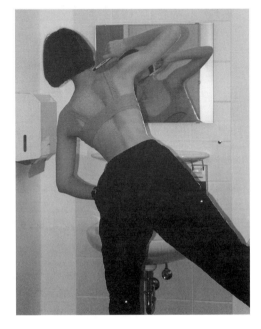

Abb. 6.8 Patientin beim morgendlichen Zähneputzen in der Ausgangsstellung Muskelzylinder.

Bei radiologisch einbogigen Krümmungsmustern ist die Vorgehensweise recht einfach. In diesen Fällen ist nur darauf zu achten, dass in den Ruhepositionen Haltungen eingeübt werden, welche die Hauptkrümmung öffnen, während bei doppelbogigen Krümmungsmustern hingegen beide Hauptkrümmungen auch in der Ruheposition Berücksichtigung finden müssen, weshalb hier eine längeres Üben notwendig ist. Auf den *Abbildungen 6.9a–b, 6.10a–b, 6.11a–d, 6.12a–d, 6.13a–b und 6.14a–d* sind die entsprechenden Möglichkeiten krümmungsmusterabhängig demonstriert.

Abb. 6.9a, b
a Patientin mit rechtskonvexer Thorakalskoliose ohne wesentlichen Lendenwulst auf der rechten Seite sitzend. Die Thorakalkrümmung scheint sich zu verstärken.

b Dieselbe Patientin auf der thorakalen Konkavseite sitzend mit deutlicher Krümmungsaufrichtung in der Ruhehaltung. Die Schulter links steht hier noch etwas hoch. Diese könnte zusätzlich korrigiert werden, allerdings soll diese veränderte Sitzposition hauptsächlich die Hauptkrümmung entlasten.

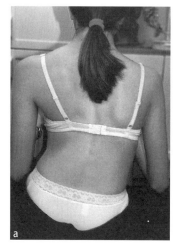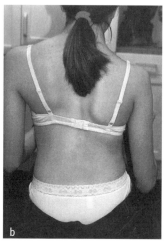

Abb. 6.10a, b
Mobilisierende Korrekturübung in frontaler Ebene. Der Beckenbereich wurde durch Einknicken des rechten Beines so eingestellt, dass der Lumbalbogen gestreckt wird. Unter dieser Einstellung wird der mittlere Rumpfabschnitt wiederholt zur thorakalen Konkavseite korrigiert, durch die Einstellung der Arme in Innenrotation eher kyphosiert. Dies erreicht man, indem man die Patientin auffordert, die rechte Schulter nach unten zu kippen.

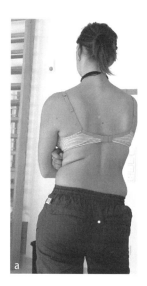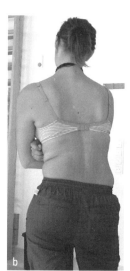

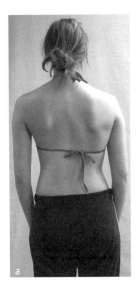 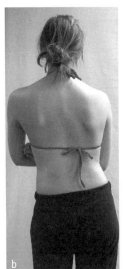 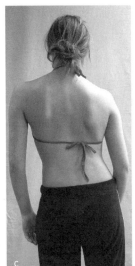 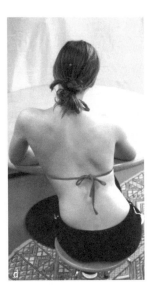

Abb. 6.11a–d Patientin mit Skoliosemuster 3B, links unkorrigiert, in der Mitte mit Beinbelastung auf der linken Seite und Einübung des „Schultertilts". Im Sitzen versuchen wir, die frontale Translationsbewegung durch den Schultertilt zu unterstützen, öffnen allerdings den kleineren lumbalen Gegenbogen durch Überschlagen des linken Beines.

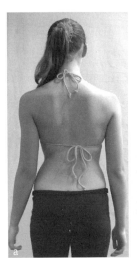 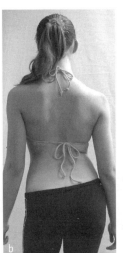 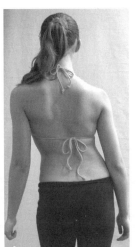 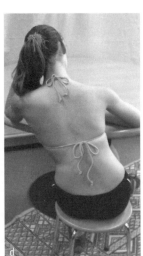

Abb. 6.12a–d Patientin mit dem Krümmungsmuster 3BH. In diesem Fall erfolgt eine Beinbelastung auf der rechten Seite, zumal keine wesentliche lumbale Gegenkrümmung besteht und wir hierdurch die in Ruhe linksprominente Hüfte nach rechts korrigieren können. Im Sitzen kann hier auch getrost das rechte Bein überschlagen werden.

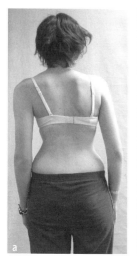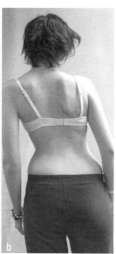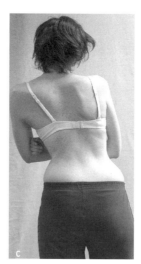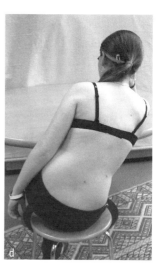

Abb. 6.13a–d   Patientin mit einem Krümmungsmuster 4B bei Doppelbogigkeit. Während der Alltagsaktivitäten ist darauf zu achten, dass eine Translationsbewegung nach links eingeleitet wird, welche durch den Schultergürteltilt unterstützt wird. Wichtig ist hierbei, dass das rechte Becken nicht angehoben wird, um die Lumbalkrümmung zu öffnen. Dementsprechend wird auch im Sitzen das linke Bein überschlagen.

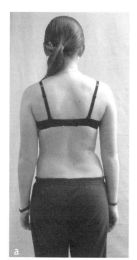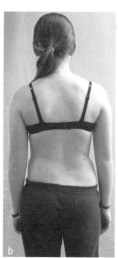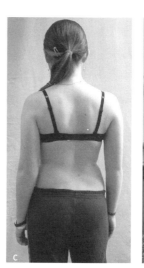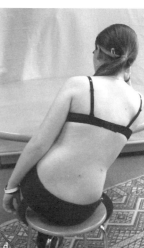

Abb. 6.14a–d   Patientin mit funktionellem Krümmungsmuster 4B bei einbogig lumbaler Skoliose. In diesem Fall brauchen wir während der Alltagsaktivitäten die kleinere thorakale Nebenkrümmung nicht wesentlich zu beachten. Das äußerlich sichtbare Hauptmerkmal ist die rechtsprominente Hüfte, die durch eine entsprechende Beinbelastung auf der linken Seite im Stehen zentriert werden kann. Im Sitz sollte die Belastung auf der rechten lateralen Glutealregion liegen, wodurch das Becken automatisch der Schwerkraft entgegen nach links in die Korrekturrichtung gebracht wird.

Die Schulung der Alltags-Ruhehaltungen müssen getrennt von dem bis ins kleinste ausgeklügelten Korrekturprogramm der dreidimensionalen Skoliosebehandlung nach Lehnert-Schroth betrachtet werden. Es ist nicht möglich, dass während einer dieser Alltags-Ruhehaltungen jede funktionelle Ausgleichskrümmung Berücksichtigung findet. Hauptziel ist, progredienzförderndes „Hängen" in der Hauptkrümmung zu vermeiden.

Es können hierzu folgende Regeln aufgestellt werden:

1. Radiologisch einbogige Krümmungen, seien sie thorakal, thorakolumbal oder lumbal:
   - Anlehnen im Stand und Anlehnen im Sitz prinzipiell zur Konkavseite der Krümmung, damit diese geöffnet werden kann.
   - Ruhelagerung im weichen Bett prinzipiell (im Gegensatz zur Seitlagerung während der Übungen mit Unterpolsterung) auf der jeweiligen Konkavseite der einbogigen Krümmung, damit diese durchhängen kann.
   Bei der Liegehaltung im Bett geht es keinesfalls darum, die Schlafposition zu reglementieren, sondern darum, sich eine Liegeposition anzugewöhnen, die mit der Zeit internalisiert werden kann und vielleich im Schlaf vermehrt eingenommen wird. Dies lässt sich jedoch nicht sicher nachweisen. Aber auch zweistündiges Lesen im Bett kann auf der falschen Seite Schaden anrichten, auf der richtigen Seite zur Besserung beitragen.

2. Radiologisch doppelbogige Krümmungsmuster:
   - Anlehnen im Stand und Sitz – zur thorakalen Konkavseite und Absenken der thorakalkonvexseitigen Beckenhälfte im Sitz sowie auch im Stand durch Lastübernahme des thorakalkonkavseitigen Beines.
   - Ruhelagerung im weichen Bett: Hierfür können keine generellen Empfehlungen gegeben werden, da bei zwei gegenüberliegenden Hauptkrümmungen auf weicher Unterlage immer eine Krümmung gefördert wird.

Die Empfehlung kann aber dahin gehen, dass bei radiologisch doppelbogigen Krümmungsmustern eine harte Unterlage gewählt wird, da die unten liegende Krümmung zumindest zum Teil redressiert wird.

6.3 Das Programm „3D-einfach-gemacht"

Das Programm „3D-einfach-gemacht" ist aus den Übungen zur Schulung der Alltagsaktivitäten abgeleitet worden (ADL). Prinzipiell wird jede Übung zunächst im Stand erlernt, kann aber auch im Sitzen die Korrekturen der Alltagshaltungen verstärken. Die Ausgangsbasis bilden zwei Übungen: eine Übung zur Behandlung der 3-bogigen (Thorakalskoliosen, 3BH, 3B, 3BTL) und eine Übung zur Behandlung der 4-bogigen Skoliose (Double Major, Lumbalskoliosen, 4B, 4BL, 4BTL und der pseudo 4-bogigen 3BL Skoliose)

Es hat sich gezeigt, dass diese Übungen einfach zu erlernen sind (Weiss 2010) und für die Behandlung kleinerer Krümmungen alleine oder in Verbindung mit dem physio-logic® Programm geeignet sind. Diese Übungen wurden bereits 2006 prospektiv, kontrolliert untersucht und als vergleichsweise Zeit sparend bewertet (Weiss, Hollaender und Klein 2006).

Eine Übung läuft immer in vier Stufen in gleicher Abfolge ab:

▷ Beckenkorrektur in frontaler Ebene

▷ Schultergürtelkorrektur spiralförmig (3D)

▷ selektives Einatmen in die *schwache Seite* und

▷ maximale Rumpfmuskelspannung in optimaler Korrektur.

6.3.1 „3D einfach gemacht" zur Behandlung einer Krümmung aus der Musterkategorie 3B (mit Ausnahme 3BL)

„3D einfach gemacht" zur Behandlung einer Krümmung aus der Musterkategorie 3B ist eine Übung zur weitestgehenden dreidimensionalen Korrektur einer funktionell dreibogigen Krümmung (mit Ausnahme 3BL). Auf *Abbildung 6.15* ist diese Übung für das Muster 3BTL dargestellt, sie wird aber auch für die Muster 3BH und 3B in gleicher Weise durchgeführt. Die Behandlung der funktionell dreibogigen Skoliose erfolgt stufenweise. Zunächst wird durch Einknicken des thorakal konkavseitigen Beines die Hüfte unter den Rippenbuckel verschoben (1). Anschließend erfolgt die Schultergürtelkorrektur mit Retroversion/Adduktion des Schulterblattes, wodurch automatisch auch das Sagittalprofil korrigiert wird (2). Durch die nunmehr erzielte Öffnung der thorakalen Konkavseite und durch bewusste Hinführung soll der Atem in die Konkavität gelenkt werden, wodurch die dort nach ventral verdrehten Rippen nach dorsal korrigiert werden sollen (3). Am Ende der Korrektur soll dann in der Ausatemphase die Rumpfmuskulatur in toto angespannt werden, um das so entstandene Spannungsmuster besser spürbar zu machen (4).

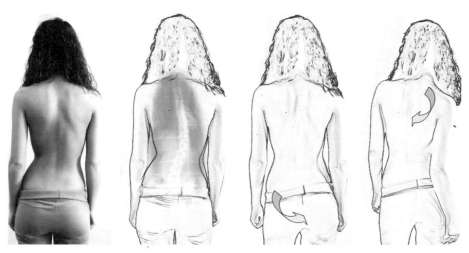

Abb. 6.15 „3D einfach gemacht" zur Behandlung einer Krümmung aus der Musterkategorie 3B (mit Ausnahme 3BL). Ganz links findet man das klinische Bild, Mitte links die Schemazeichnung mit Röntgenbild, Mitte rechts die Beckenkorrektur mit Verschiebung der Hüfte unter den Rippenbuckel und rechts die Schultergürtelkorrektur mit Retroversion/Adduktion des Schulterblatts, wobei automatisch auch das Sagittalprofil korrigiert wird. Abschließend wird in die thorakale Konkavität geatmet und das Korrekturergebnis muskulär stabilisiert.

6.3.2 „3D einfach gemacht" zur Behandlung einer Krümmung aus der Musterkategorie 4B (einschließlich 3BL)

„3D einfach gemacht" zur Behandlung einer Krümmung aus der Musterkategorie 4B ist eine Übung zur weitestgehenden dreidimensionalen Korrektur einer funktionell vierbogigen Krümmung (einschließlich 3BL). Auf *Abbildung 6.16* ist diese Übung für das Muster 3BL dargestellt, sie wird aber auch für die Muster 4B und ggf. auch für die Muster 4BL oder 4BTL in gleicher Weise durchgeführt. Die Behandlung der funktionell vierbogigen Skoliose erfolgt stufenweise. Zunächst wird durch Einknicken des thorakal konvexseitigen Beines die Hüfte unter den Lendenwulst verschoben (1). Anschließend erfolgt die Schultergürtelkorrektur mit Retroversion/Adduktion des Schulterblattes, wodurch automatisch auch das Sagittalprofil korrigiert wird (2). Durch die nunmehr erzielte Öffnung der thorakalen Konkavseite und durch bewusste Hinführung soll der Atem in die Konkavität gelenkt werden, wodurch die dort nach ventral verdrehten Rippen nach dorsal korrigiert werden sollen (3). Am Ende der Korrektur soll dann in der Ausatemphase die Rumpfmuskulatur in toto angespannt werden, um das so entstandene Spannungsmuster besser spürbar zu machen (4).

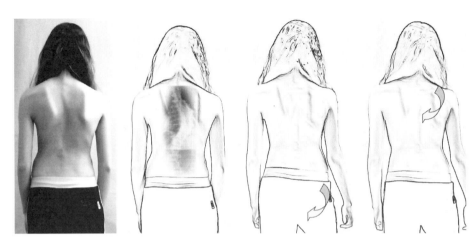

Abb. 6.16 „3D einfach gemacht" zur Behandlung einer Krümmung aus der Musterkategorie 4B (einschließlich 3BL). Ganz links findet man das klinische Bild, Mitte links die Schemazeichnung mit
Röntgenbild, Mitte rechts die Beckenkorrektur mit Verschiebung der Hüfte unter den Lendenwulst
und rechts die Schultergürtelkorrektur mit Retroversion/Adduktion des Schulterblatts, wobei automatisch auch das Sagittalprofil korrigiert wird. Abschließend wird in die thorakale Konkavität geatmet und das Korrekturergebnis muskulär stabilisiert.

Die Korrekturen für das vierbogige Krümmungsmuster fallen deutlich schwerer
als die für das dreibogige, die Korrekturen sind auch im Bild nicht so deutlich zu
erkennen. Einen Ausgleich findet dieser Umstand darin, dass die kompensierten
vierbogigen Muster kosmetisch bedeutend weniger auffallen und nach Wachstumsabschluss am wenigsten zunehmen (Asher und Burton).

Die Übungen aus diesem kleinen Programm sind äußerst effektiv und erleichtern
die Einstellung der Übungen aus dem Programm von Lehnert-Schroth derma-
ßen, dass sie auch als „Vorübungen" zum Schroth Programm bei stärkeren
Krümmungen geeignet sind. Zusätzlich zeigen sich in diesem Programm die
fundamentalen Unterschiede in der Übungseinstellung bei funktionell 3- und
4-bogigen Krümmungen. Der Unterschied ist einzig und alleine die Beckeneinstellung. In frontaler Ebene wird das Becken bei 3-bogiger Krümmung unter
den Rippenbuckel verschoben, also auf die *Paketseite*, bei funktionell 4-bogiger
Krümmung auf die *Schwache Seite*.
Dieses Prinzip wird auch in der dreidimensionale Physiotherapie nach Lehnert-
Schroth beibehalten. Diese wurde ebenfalls dem aktuellen wissenschaftlichen
Kenntnisstand angepasst, wodurch es möglich geworden ist, auch die 3D-Kor-
rektureffekte nochmals zu verstärken *(Abb. 6.17)*. Daher wird diese Behandlungstechnik mitunter auch als „Power Schroth" bezeichnet.

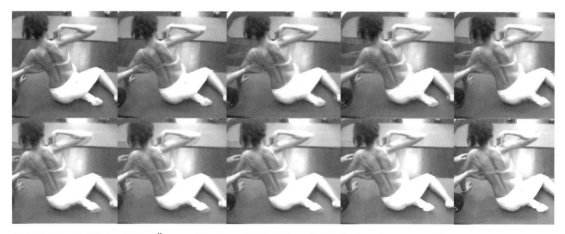

Abb. 6.17 14-Jährige in der Übung „Frosch am Teich." Diese Patientin hat einen ausgeprägten Flachrücken. In der Bildfolge von links oben nach rechts unten zeigt sich nicht nur eine Begradigung der Seitverbiegung, sondern auch eine deutliche Reduktion des Flachrückens bei ordnungsgemäßer Übungsausführung (s.u.).

6.4 Die dreidimensionale Physiotherapie nach Lehnert-Schroth

Das ursprüngliche Schroth Programm bestand lediglich aus Übungen zur Behandlung der funktionell dreibogigen Skoliose. Erst in den 1970er Jahren wurde die funktionell vierbogige Skoliose von Lehnert-Schroth entdeckt, ebenso wie die funktionelle Beinverkürzung, die mit diesem Krümmungsmuster gesetzmäßig einhergeht. Auf dieser Grundlage wurden die Skoliosen klassifiziert, um sie einer möglichst mustergerechten Therapie zuführen zu können. Die Klassifikation nach Lehnert-Schroth (funktionell dreibogige Skoliose/funktionell vierbogige Skoliose) wurde auch von Chêneau zur musterspezifischen Korsettkonstruktion verwendet. Wie wir im letzten Kapitel gesehen haben, findet diese Klassifikation auch heute noch Anwendung, obwohl – oder grade weil – die sich heute verbreitenden Klassifikationen immer genauer, aber auch komplexer und damit schwerer fassbar werden.

In der letzten Auflage dieses Buches wurden Schroth Übungen für verschiedene Krümmungsmuster vorgestellt. Die dreidimensionale Skoliosebehandlung nach Katharina Schroth ist aber keineswegs eine beliebige Ansammlung von Übungen, es handelt sich vielmehr um ein Behandlungsprinzip. Die Vielzahl von Übungen, wie sie auch im Buch von Lehnert-Schroth zu finden sind, hat sich historisch entwickelt, um bei ursprünglich 3- bis 6-monatigen Rehabilitationszeiten, den Betroffenen etwas Übungsabwechslung zu verschaffen. Diese historische Bedeutung wird heute vielfach verkannt, weshalb auch heute noch eine Vielzahl an Übungen oft den Blick auf das Wesentliche verstellt.

In diesem Kapitel wird daher eher das Übungsprinzip beschrieben, als eine unüberschaubare Zahl unterschiedlicher Übungen für verschiedene Krümmungsmuster, zumal man ja die meisten Übungen in dem historisch bedeutenden Buch „Dreidimensionale Skoliosebehandlung" meiner Mutter, Christa Lehnert-Schroth findet. Meiner Meinung nach gibt es keine Übung für 3- oder 4-bogige Krümmungen. Die Übungen aus der von Lehnert-Schroth beschriebenen Auswahl können bei sachgerechter Anwendung immer 3- oder 4-bogig eingestellt werden.

Es ist zudem üblich geworden, die Mehrzahl der Übungen in liegender Position durchzuführen mit einem Therapeuten, der auf Knien um den Patienten herumkriecht, um die bestmöglichen Korrekturhilfen zu geben. Dabei übersieht man, dass in diesen Ausgangspositionen ein wesentlicher „Korrektur-Booster" fehlt, nämlich die Nutzung automatisch korrigierender Stellreflexe. Diese sind allerdings für den Aufbau eines korrigierten Haltungsempfindens unabdingbar, denn nur durch eine asymmetrische Rumpfmuskelspannung lässt sich die Korrekturhaltung leicht wahrnehmbar machen. Im Liegen muss man sich die asymmetrische Korrektur-Spannung mühsam neben vielen anderen an der Aufmerksamkeit zehrenden Übungsanteilen erarbeiten, während sie in aufrechter Position automatisch erfolgt.

Ferner hat sich eingebürgert, immer mehr Hilfsmittel bei den Übungen einzusetzen (Abb. 6.18). Es werden Hocker, Rollen, Kissen elastische Bänder und ein Vieles mehr für die Übungen verwendet, wodurch man sich immer mehr von den Alltagsaktivitäten entfernt. Die Übung wird mehr und mehr zum akrobatischen Selbstzweck, und nach der Übung bleibt im Alltag kein wesentliches Engramm, welches dazu beitragen könnte, die verkrümmte Wirbelsäule im Alltag zu korrigieren oder zu entlasten. Eine Vereinfachung der Übungen trägt wesentlich dazu bei, die Aufmerksamkeit auf das Haltungsempfinden zu richten, wodurch die Übung alltagsgegenwärtig wird. Und es ist insbesondere der Alltag, den wir mit unseren Übungen beeinflussen wollen, da man mit 20 Minuten Übung allein keinen wesentlichen Einfluss auf die Prognose einer Skoliose nehmen kann.

Somit möchte ich mich auf nur fünf wesentliche Übungen aus diesem Programm konzentrieren und auf drei einfache Hilfsgriffe mit deren Hilfe man als Physiotherapeut die Übung einfach und effektiv fazilitieren kann. Bei Anwendung dieser einfachen Techniken benötigt der Patient nur noch die Erinnerung

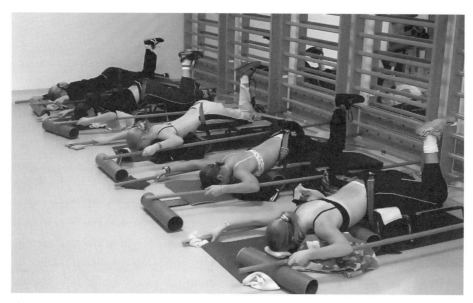

Abb. 6.18 Einsatz von diversen Hilfsmitteln.

an den therapeutischen Griff und er kann die optimale Übungseinstellung automatisch und ohne „Hüftholz" oder andere im Alltag nicht verfügbare Hilfsmittel abrufen.

Da die „Hilfsmittel" ja nicht schon zu Beginn der Methodenentwicklung zur Verfügung standen, sehe ich mich berechtigt, diese Übungsweise als „Ur-Schroth" anzusehen, als die ursprüngliche Behandlungsweise, die der Ausgangspunkt für die weltweite Verbreitung der Methode gewesen ist.

Zuletzt sollen noch die neusten Erkenntnisse der über die Extremitäten-induzierten Synergieeffekte gewürdigt werden: Wenn man beide Arme in Elevationsstellung bringt, führt dies in der Brustwirbelsäule zu einer antikyphotischen Synergie. Bringe ich beide Arme in Retroversion (und ggf. auch noch in Abduktion), so erzielt man eine kyphosierende Synergie im Bereich der Brustwirbelsäule. Wird allerdings der Arm der *Paketseite* in Elevationsstellung gebracht und der Arm der *Schwachen Seite* in Retroversion, so erzielt man – wie bei der Idiopathischen Skoliose generell erwünscht – auf der *Paketseite* einen antikyphosierenden und auf der *Schwachen Seite* einen kyphosierenden Effekt, der spezifisch und selektiv dem thorakal konkavseitigen Flachrücken entgegenwirkt.

Somit ist die Einstellung der Arme bei Anwendung der neuen „Power Schroth" Behandlung eindeutig definiert. Abweichungen hiervon werden lediglich bei den seltenen Kyphoskoliosen zugelassen.

6.4.1 Der Muskelzylinder

Der Muskelzylinder kann im Kniestand, wie in der letzten Auflage beschrieben, in Seitenlage, aber auch im Stand durchgeführt werden. Wir wählen letztere Position, da diese die wohl effektivste und gleichzeitig auch angenehmste Ausgangsstellung zur Durchführung dieser in aufrechter Ausgangsstellung doch recht anstrengenden Übung ist.

Diese Übung spricht einseitig die autochthone Rückenmuskulatur an: im Lendenbereich den intrinsisch lumbalen Anteil, welcher sich durch einen schrägen Verlauf vom Becken kommend zu den Querfortsätzen auszeichnet. Hierdurch erfolgt eine Derotation der lumbal konkavseitig nach ventral verdrehten Querfortsätze bei gleichzeitiger Aufrichtung der Lumbalkrümmung. Im Brustwirbelbereich zieht die autochthone Rückenmuskulatur eher longitudinal und vermag die thorakale Konvexseite aufzurichten und gleichzeitig zu derotieren. Daher ist der Muskelzylinder für 3- und 4-bogige Krümmungen gleicher Maßen geeignet *(Abb. 6.19–6.20)*.

Ausgangsstellung

Das Bein der thorakalen Konvexseite wird gestreckt auf einer Unterlage (Hocker, untere Sprossen einer Sprossenwand) seitlich abgelegt. Der Oberkörper wird in Verlängerung dieses Beines zur thorakalen Konkavseite hin geneigt. Die Deflexion der thorakalen Konvexität wird durch den „*Schultergegenzug*" auf der thorakalen Konvexseite eingeleitet, während die thorakale Konkavität zusätzlich durch einen konkavseitigen „*Schulterzug*" schräg aus der Konkavität heraus und bei bestehendem Flachrücken aus der Innenrotationsstellung des thorakal konkavseitigen Arms heraus nach dorsal hin geöffnet werden kann[1].

Die Ausgangsstellung wird komplettiert durch eine physiologische Sagittaleinstellung mit Beckenkippung und Ventralisation der Rippenbögen (siehe auch physio-logic® Programm).

---

[1] *Schultergegenzug* und *Schulterzug* beschreiben die Bestrebung des Patienten, mit den Ellenbogen streng in der Frontalebene nach außen zu streben. Der *Schultergegenzug* findet auf der thorakalen Konvexseite statt und ist die kraniale Widerlagerung gegen die Rippenbuckelkorrektur in der Frontalebene. Der *Schulterzug* hingegen hilft, die thorakale Konkavseite zu öffnen und damit den thorakalen *Shift* zur thorakalen Konkavseite einzuleiten.

3B

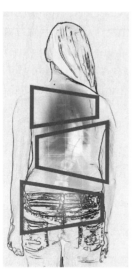 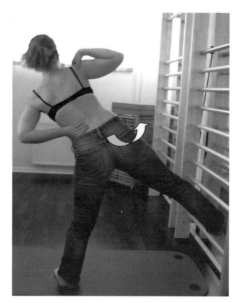

Muster 3BH, 3B, 3BTL

Abb. 6.19 Muskelzylinder in der Ausführung 3-bogig mit gerader oder unter das Paket gekippter Beckenstellung.

4B

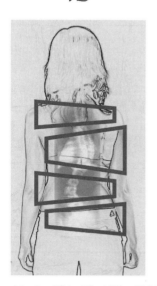 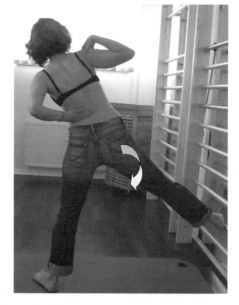

Muster 3BL, 4B, 4BL, 4BTL

Abb. 6.20 Muskelzylinder in der Ausführung 4-bogig mit gerader oder unter die Schwache Seite gekippter Beckenstellung. Die letztgenannte Ausführung ist allerdings sehr schwer und daher nicht bei allen Patienten zu erreichen. Aber auch in gerader Beckeneinstellung ist diese Übung für beide Grundmuster bestens geeignet.

Aktive Korrekturen

Ist die Ausgangsstellung eingenommen, besteht bereits eine ausgezeichnete Vorkorrektur der Deformität sowohl lumbal als auch thorakal. Zusätzlich wird nun bei thorakalen Hauptkrümmungen versucht, durch Verstärkung des konkavseitigen „Schulterzugs" eine klinische Überkorrektur der Verkrümmung der Brustwirbelsäule zu erzielen. Bei ausgeprägten Lumbalkrümmungen soll das Becken auf der thorakalen Konvexseite durch einen so genannten „Vorfußschub" mit dem thorakal konvexseitigen Bein (geht eher in die erwünschte Lordose als der früher angewendete Fersenschub) abgesenkt werden, wodurch sich die Lumbalkrümmung öffnet. Dabei sollen die thorakalen Korrekturen nicht verloren gehen.

Die Dreh-Winkel-Atmung

Die Dreh-Winkel-Atmung ermöglicht eine weitere Verbesserung der Korrekturen wie auch des Haltungsempfindens. Es wird selektiv in die thorakale Konkavseite (Schwache Seite) nach dorsal eingeatmet, die dort nach ventral gerichteten Rippen nach dorsal derotiert und diese Korrektur bei jeder weiteren Inspiration nach Möglichkeit gesteigert. Fortgeschrittene Patienten können gar gleichzeitig selektiv eine Korrektur der thorakalen Konkavseite *(Schwache Seite),* wie auch der lumbalen Konkavseite *(Schwache Stelle)* herbeiführen.

Stabilisation

Nach der Anwendung der Dreh-Winkel-Atmung in der Inspirationsphase wird in jeder folgenden Exspirationsphase bei optimaler Gesamtkorrektur die Rumpfmuskulatur maximal angespannt. Somit können, je nach Kondition der übenden Person, die Inspirationskorrektur durch Dreh-Winkel-Atmung und die Anspannung in Exspiration, mehrfach wiederholt werden. Voraussetzung ist allerdings, dass die Grundkorrekturen unverändert beibehalten werden können.

6.4.2 Die 50 x Übung

Die ursprüngliche „50 × Übung" nach Katharina Schroth ist in der Literatur recht uneinheitlich beschrieben worden. Zunächst sollte sie im Schneidersitz durchgeführt werden mit Korrekturen in der Inspirationsphase und mit dem Auftrag, sich in der Exspirationsphase an der Sprossenwand nach oben zu ziehen. Der Schneidersitz führt jedoch zu einer Kyphose im Lumbalbereich und widerspricht daher dem aktuellen Kenntnisstand, nach dem das Sagittalprofil auch in der Physiotherapie berücksichtigt werden sollte. Dem entsprechend benötigt man eine etwas erhöhte Sitzposition. Dies kann durch den Sitz auf einem Pezzi-Ball gewährleistet werden. Zudem lässt dieser die leicht lordotische Einstellung der Lendenwirbelsäule zu *(Abb. 6.21–6.22)*.

3B

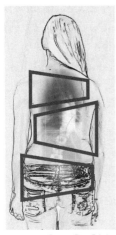

Muster 3BH, 3B, 3BTL

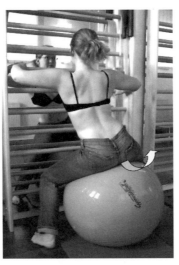

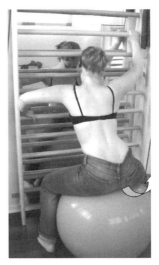

Abb. 6.21 50 x Übung in der Ausführung 3-bogig mit gerader oder unter das Paket gekippter Becken-stellung. In der Mitte der Ausführung für eine Kyphoskoliose antikyphotisch, rechts für die idio-pathische Skoliose mit thorakalem Flachrücken.

4B

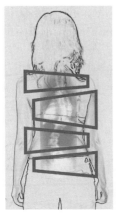

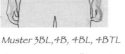

Muster 3BL, 4B, 4BL, 4BTL

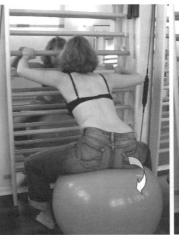

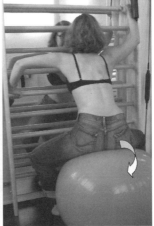

Abb. 6.22 50 x Übung in der Ausführung 4-bogig mit unter die Schwache Seite gekippter Becken-stellung. Dies wird durch Kaudalisierung der thorakal konvexseitigen Beckenhälfte erzielt. In der Mitte der Ausführung für eine Kyphoskoliose antikyphotisch, rechts für die idiopathische Skoliose mit thorakalem Flachrücken.

Ausgangsstellung

Sitz auf einem Pezzi Ball, die Oberschenkel abduziert und nach außen rotiert, um eine stabile Ausgangsposition zu erreichen, frontal vor der Sprossenwand. Die Ausgangsposition orientiert sich eher an der Sprossenwandzarge der thorakalen Konvexseite (*Paketseite*), um eine Seitneigung zur *Schwachen Seite* hin zuzulassen.

Die Hand der *Paketseite* greift die Sprosse auf Augenhöhe eine Hand breit medial der Sprossenwandzarge, die Hand der *Schwachen Seite* greift die Sprosse auf Höhe der Taille eine Hand breit medial der Sprossenwandzarge. Beide Ellenbogen werden soweit gebeugt, bis die Oberarme in der Frontalebene weitestgehend parallel zur Sprossenwandebene ausgerichtet sind. Durch die Orientierung der Ausgangsstellung an der Sprossenwandzarge der thorakalen Konvexseite (*Paketseite*) erfolgt ein schräger Zug zur thorakalen Konkavseite hin (*Schwache Seite*) und damit die Öffnung der *Schwachen Seite*.

Bei funktionell 3-bogiger Skoliose darf das Becken auf der *Schwachen Seite* leicht auf dem Pezzi Ball zur *Schwachen Seite* hin herabrollen, bei funktionell 3-bogiger Skoliose mit struktureller lumbaler Gegenkrümmung bevorzugen wir die neutrale Beckenstellung, und bei funktionell 4-bogiger Skoliose bleibt das Becken waagerecht auf dem Pezzi Ball, die Beckenhälfte der *Paketseite* wird soweit wie möglich abgesenkt.

Aktive Korrekturen

Ist die Ausgangsstellung eingenommen, besteht bereits eine ausgezeichnete Vorkorrektur der Deformität sowohl lumbal als auch thorakal. Zusätzlich wird nun bei thorakalen Hauptkrümmungen versucht, durch Verstärkung des konkavseitigen „Schulterzugs" eine klinische Überkorrektur der Verkrümmung der Brustwirbelsäule zu erzielen.

Bei ausgeprägten Lumbalkrümmungen soll das Becken auf der thorakalen Konvexseite abgesenkt werden, wodurch sich die Lumbalkrümmung öffnet. Dabei sollen die thorakalen Korrekturen nicht verloren gehen.

Die Dreh-Winkel-Atmung

Die Dreh-Winkel-Atmung ermöglicht eine weitere Verbesserung der Korrekturen wie auch des Haltungsempfindens. Es wird selektiv in die thorakale Konkavseite (*Schwache Seite*) nach dorsal eingeatmet, die dort nach ventral gerichteten Rippen nach dorsal derotiert und diese Korrektur bei jeder weiteren Inspiration nach Möglichkeit gesteigert. Fortgeschrittene Patienten können sogar gleichzeitig selektiv eine Korrektur der thorakalen Konkavseite (*Schwache Seite*), wie auch der lumbalen Konkavseite (*Schwache Stelle*) herbeiführen.

Stabilisation

Nach der Anwendung der Dreh-Winkel-Atmung in der Inspirationsphase wird in jeder folgenden Exspirationsphase bei optimaler Gesamtkorrektur die Rumpfmuskulatur maximal angespannt. Somit können, je nach Kondition der übenden Person, die Inspirationskorrektur durch Dreh-Winkel-Atmung und die Anspannung in Exspiration mehrfach wiederholt werden. Voraussetzung ist allerdings, dass die Grundkorrekturen unverändert beibehalten werden können.

Bei thorakalem Flachrücken wird zusätzlich der Arm der *Schwachen Seite* in der Exspirationsphase entweder einwärts gegen die Sprosse gedrückt oder der Ellenbogen der *Schwachen Seite* gegen den Widerstand (später auch virtuellen Widerstand) des Therapeuten gestemmt.

6.4.3 Die Türklinkenübung

Die ursprüngliche Übung ist – ähnlich wie bei der 50 × Übung – in tief sitzender Ausgangsstellung beschrieben. Der Schneidersitz führt jedoch zu einer Kyphose im Lumbalbereich und widerspricht daher dem aktuellen Kenntnisstand, das Sagittalprofil auch in der Physiotherapie zu berücksichtigen. Man benötigt daher eine etwas erhöhte Sitzposition, z.B. durch Sitz auf einem Pezzi-Ball. Zudem lässt dieser die leicht lordotische Einstellung der Lendenwirbelsäule zu. In der ursprüngliche Version sollte man sich am nach außen rotierten Arm der Schwachen Seite nach oben ziehen, was eindeutig den Flachrücken begünstigt. Daher wird diese Übung in Originalversion allenfalls noch bei der Kyphoskoliose angewendet *(Abb. 6.23–6.24)*.

Ausgangsstellung

Sitz auf einem Pezzi Ball, die Oberschenkel abduziert und nach außen rotiert, um eine stabile Ausgangsposition zu erreichen mit der thorakalen Konkavseite seitlich der Sprossenwand zugewandt.

Die Hand der *Paketseite* greift die Schulter der Paketseite zum Schultergegenzug, wobei der Oberarm in Verlängerung der Schultergürtelebene eingestellt ist, die Hand der *Schwachen Seite* greift durch den Sprossenzwischenraum der Schulterebene die Sprosse auf Höhe der Taille. Beide Ellenbogen werden soweit gebeugt, bis die Oberarme in der Frontalebene weitestgehend senkrecht zur Sprossenwandebene ausgerichtet sind.

Durch die von der Sprossenwand entfernten Ausgangsstellung erfolgt ein schräger Zug zur thorakalen Konkavseite hin (*Schwache Seite*) und damit die Öffnung der *Schwachen Seite*.

3B

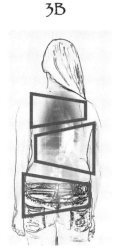

Muster 3BH, 3B, 3BTL

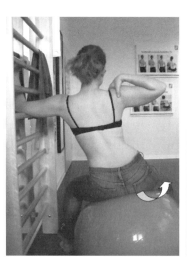

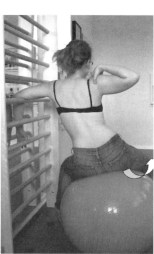

Abb. 6.23 Die neue Türklinkenübung in der Ausführung 3-bogig mit gerader oder unter das Paket gekippter Beckenstellung. In der Mitte der Ausführung für eine Kyphoskoliose antikyphotisch, rechts für die idiopathische Skoliose mit thorakalem Flachrücken.

4B

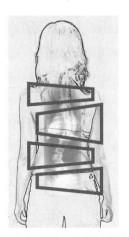

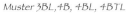

Muster 3BL, 4B, 4BL, 4BTL

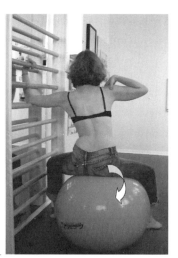

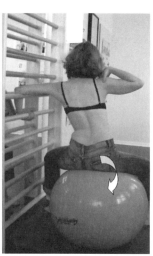

Abb. 6.24 Die neue Türklinkenübung in der Ausführung 4-bogig mit unter die Schwache Seite gekippter Beckenstellung. Dies wird durch Kaudalisierung der thorakal konvexseitigen Beckenhälfte erzielt. In der Mitte der Ausführung für eine Kyphoskoliose antikyphotisch, rechts für die idiopathische Skoliose mit thorakalem Flachrücken.

Bei funktionell 3-bogiger Skoliose darf das Becken auf der *Schwachen Seite* leicht auf dem Pezzi Ball zur Sprossenwand hin abgesenkt werden, bei funktionell 3-bogiger Skoliose mit struktureller lumbaler Gegenkrümmung bevorzugen wir die neutrale Beckenstellung, und bei funktionell 4-bogiger Skoliose bleibt das Becken waagerecht auf dem Pezzi Ball, die Beckenhälfte der *Paketseite* wird soweit wie möglich abgesenkt.

Aktive Korrekturen

Ist die Ausgangsstellung eingenommen, besteht bereits eine ausgezeichnete Vorkorrektur der Deformität sowohl lumbal als auch thorakal. Zusätzlich wird nun bei thorakalen Hauptkrümmungen versucht, durch Verstärkung des konkavseitigen „Schulterzugs" eine klinische Überkorrektur der Verkrümmung der Brustwirbelsäule zu erzielen.

Bei ausgeprägten Lumbalkrümmungen soll das Becken auf der thorakalen Konvexseite abgesenkt werden, wodurch sich die Lumbalkrümmung öffnet. Dabei sollen die thorakalen Korrekturen nicht verloren gehen.

Die Dreh-Winkel-Atmung

Die Dreh-Winkel-Atmung ermöglicht eine weitere Verbesserung der Korrekturen wie auch des Haltungsempfindens. Es wird selektiv in die thorakale Konkavseite (*Schwache Seite*) nach dorsal eingeatmet, die dort nach ventral gerichteten Rippen nach dorsal derotiert und diese Korrektur bei jeder weiteren Inspiration nach Möglichkeit gesteigert. Fortgeschrittene Patienten können sogar gleichzeitig selektiv eine Korrektur der thorakalen Konkavseite (*Schwache Seite*), wie auch der lumbalen Konkavseite (*Schwache Stelle*) herbeiführen.

Stabilisation

Nach der Anwendung der Dreh-Winkel-Atmung in der Inspirationsphase wird in jeder folgenden Exspirationsphase bei optimaler Gesamtkorrektur die Rumpfmuskulatur maximal angespannt. Somit können, je nach Kondition der übenden Person, die Inspirationskorrektur durch Dreh-Winkel-Atmung und die Anspannung in Exspiration mehrfach wiederholt werden. Voraussetzung ist allerdings, dass die Grundkorrekturen unverändert beibehalten werden können.

Bei thorakalem Flachrücken wird zusätzlich der Arm der *Schwachen Seite* in der Exspirationsphase entweder einwärts gegen die Sprosse gedrückt oder der Ellenbogen der *Schwachen Seite* gegen den Widerstand (später auch virtuellen Widerstand) des Therapeuten oder gegen ein an der Sprossenwand angebrachtes Polster gestemmt.

6.4.4 Frosch am Teich

Ist der Muskelzylinder zu Hause ohne weitere Hilfsmittel durchzuführen, so können zwar die 50 x Übung wie auch die neue Türklinkenübung zu Hause an der Türzarge durchgeführt werden, ohne Sprossenwand ist jedoch die Motivation zu dieser Übung nicht leicht zu erzielen. Daher haben wir nach Möglichkeiten gesucht, eine Übung zu entwickeln, die ohne weitere Hilfsmittel bei gleicher Wirkrichtung leicht zu Hause durchführbar ist. Diese Ansprüche erfüllt die neue „Power Schroth" Übung namens „Frosch am Teich" *(Abb. 6.25–6.26).*

Ausgangsstellung

Fersensitz auf einer weichen Unterlage, die Knie hüftbreit auseinander. Die Hand der *Schwachen Seite* wird neben dem Knie der *Schwachen Seite* bei gestrecktem Ellenbogen aufgestellt und zwar im Abstand der Knie zueinander. Die Hand der *Paketseite* greift die Schulter der Paketseite zum Schultergegenzug, wobei der Oberarm in Verlängerung der Schultergürtelebene eingestellt ist.

Aktive Korrekturen

Ist die Ausgangsstellung eingenommen, besteht bereits eine ausgezeichnete Vorkorrektur der Deformität sowohl lumbal als auch thorakal. Zusätzlich wird nun versucht, durch Retroversion des Arms der Schwachen Seite gegen den Widerstand des Bodens eine Reduktion des Flachrückens zu erzielen (kyphosierende Synergie).

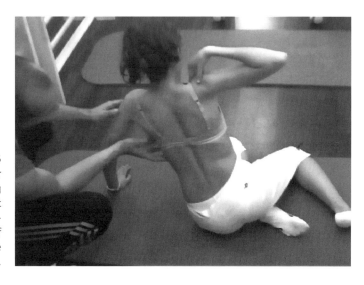

Abb. 6.25
Frosch am Teich in der Ausführung 3-bogig mit unter das Paket gekippter Beckenstellung (Fersensitz auf der Schwachen Seite neben den Fersen).

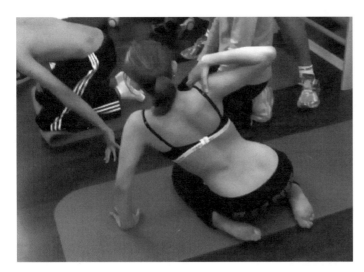

Abb. 6.26
Frosch am Teich in der
Ausführung 4-bogig
mit waagerecht stabi-
lisierter Becken-
stellung (Fersensitz
auf den Fersen).

Bei ausgeprägten Lumbalkrümmungen (4. Bogen) soll das Becken auf der thorakalen Konvexseite abgesenkt werden, wodurch sich die Lumbalkrümmung öffnet. Dies wird schon durch die Ausgangsposition gefördert, durch die das Becken
parallel zum Boden fixiert wird (s. Abb. 6.26).

Bei funktionell 3-bogigen Krümmungen kann aber auch versucht werden, das
Becken auf der *Schwachen Seite* neben die Unterschenkel zu setzen, wodurch eine
lang gezogene Thorakalkrümmung besser geöffnet werden kann (s. Abb. 6.25).

Die Dreh-Winkel-Atmung

Die Dreh-Winkel-Atmung ermöglicht eine weitere Verbesserung der Korrekturen wie auch des Haltungsempfindens. Es wird selektiv in die thorakale Konkavseite (*Schwache Seite*) nach dorsal eingeatmet, die dort nach ventral gerichteten
Rippen nach dorsal derotiert und diese Korrektur bei jeder weiteren Inspiration
nach Möglichkeit gesteigert. Fortgeschrittene Patienten können sogar gleichzeitig selektiv eine Korrektur der thorakalen Konkavseite (*Schwache Seite*) wie auch
der lumbalen Konkavseite (*Schwache Stelle*) herbeiführen.

Stabilisation

Nach der Anwendung der Dreh-Winkel-Atmung in der Inspirationsphase wird
in jeder folgenden Exspirationsphase bei optimaler Gesamtkorrektur die
Rumpfmuskulatur maximal angespannt und gleichzeitig durch Retroversion
des Arms der *Schwachen Seite* gegen den Widerstand des Bodens eine Reduktion des Flachrückens erzielt (kyphosierende Synergie). Somit können, je nach

Kondition der übenden Person, die Inspirationskorrektur durch Dreh-Winkel-Atmung und die Anspannung in Exspiration mehrfach wiederholt werden. Voraussetzung ist allerdings, dass die Grundkorrekturen unverändert beibehalten werden können.

Der Arm der *Schwachen Seite* kann in der Exspirationsphase je nach Befund auch gegen den Widerstand des Bodens nach ventral lateral oder medial gespannt werden, bei thorakalem Flachrücken ist jedoch der Widerstand nach dorsal hin vorzuziehen.

6.4.5 Das Beckenheben

Das Beckenheben ist eine Übung aus der Sammlung meiner Mutter Christa Lehnert-Schroth. Sie ist eigentlich eher Kräfte zehrend als spezifisch. Dennoch möchte ich sie an dieser Stelle beschreiben, um auch Patienten zufriedenzustellen, die sich nach außergewöhnlicher Anstrengung sehnen und die Durchführung des Schroth Programms als sportliche Aktivität begreifen.

Auch diese Übung kann spezifisch für 3- oder 4-bogige Skoliosen eingestellt werden, sofern die Kraft hierzu ausreicht. Das Grundprinzip der Übungsausführung von Schroth Übungen, die Inspiration mit Korrektur der Konkavitäten und auch die Rumpfmuskelspannung in der Exspirationsphase werden beibehalten.

Es ist alleine schon eine Leistung, die Übung unspezifisch zur Korrektur einer Thorakalkrümmung zu verwenden. Bei 3-bogiger Ausführung wird das oben liegende Bein leicht gebeugt und das Becken über die Abduktion des unten liegenden Beines gehoben. In der 4-bogigen Ausführung wird das unten liegende Bein gebeugt und das oben liegende zur Öffnung der lumbalen Krümmung gestreckt, wobei das Becken nunmehr über eine Adduktion des oben liegenden Beines gehoben wird *(Abb. 6.27–6.28)*.

Ausgangsstellung

Seitstütz auf einer weichen Unterlage auf dem Ellenbogen der *Schwachen Seite*. Die Hand der *Schwachen Seite* wird soweit möglich nach kaudal geführt, um eine Innendrehung des Arms der *Schwachen Seite* zu bewirken (kyphotische Synergie gegen den konkavseitigen Flachrücken). Die Hand der *Paketseite* greift die Schulter der Paketseite zum Schultergegenzug, wobei der Oberarm in Verlängerung der Schultergürtelebene eingestellt ist.

3B

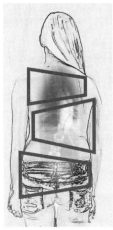

Muster 3BH, 3B, 3BTL

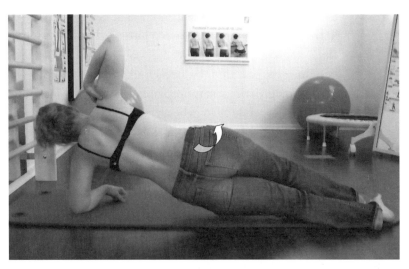

Abb. 6.27 „Becken heben" in der Ausführung 3-bogig. Bei 3-bogiger Ausführung wird das oben liegende Bein leicht gebeugt und das Becken über die Abduktion des unten liegenden Beines gehoben.

4B

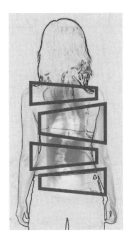

Muster 3BL, 4B, 4BL, 4BTL

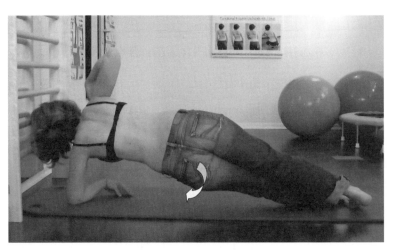

Abb. 6.28 „Becken heben" in der Ausführung 4-bogig. In der 4-bogigen Ausführung wird das unten liegende Bein leicht gebeugt und das oben liegende zur Öffnung der lumbalen Krümmung gestreckt, wobei das Becken nunmehr über eine Adduktion des oben liegenden Beines gehoben wird.

Aktive Korrekturen

Ist die Ausgangsstellung eingenommen, besteht bereits eine ausgezeichnete Vorkorrektur der Deformität sowohl lumbal als auch thorakal.

Bei 3-bogiger Ausführung wird das oben liegende Bein leicht gebeugt, das unten liegende gestreckt und das Becken über die Abduktion des unten liegenden Beines während der Exspirationsphase gehoben. In der 4-bogigen Ausführung wird das unten liegende Bein gebeugt und das oben liegende zur Öffnung der lumbalen Krümmung gestreckt, wobei das Becken nunmehr über eine Adduktion des oben liegenden Beines bei Unterstützung einer Abduktion des unten liegenden gebeugten Beines (ohne Bodenkontakt des Knies) während der Exspirationsphase gehoben wird.

Die Dreh-Winkel-Atmung

Die Dreh-Winkel-Atmung ermöglicht eine weitere Verbesserung der Korrekturen wie auch des Haltungsempfindens. Es wird selektiv in die thorakale Konkavseite (*Schwache Seite*) nach dorsal eingeatmet, die dort nach ventral gerichteten Rippen nach dorsal derotiert und diese Korrektur bei jeder weiteren Inspiration nach Möglichkeit gesteigert. Fortgeschrittene Patienten können gar gleichzeitig selektiv eine Korrektur der thorakalen Konkavseite (*Schwache Seite*), wie auch der lumbalen Konkavseite (*Schwache Stelle*) herbeiführen.

In der Exspirationsphase wird das Becken in o.a. Weise gehoben und so lange wie möglich für weitere Phasen der Dreh-Winkel-Atmung oben belassen.

Stabilisation

Nach der Anwendung der Dreh-Winkel-Atmung in der Inspirationsphase wird in jeder folgenden Exspirationsphase bei optimaler Gesamtkorrektur die Rumpfmuskulatur maximal angespannt und nach Möglichkeit zusätzlich durch Retroversion des Arms der *Schwachen Seite* gegen den Widerstand des Bodens eine Reduktion des Flachrückens erzielt (kyphosierende Synergie). Somit können, je nach Kondition der übenden Person, die Inspirationskorrektur durch Dreh-Winkel-Atmung und die Anspannung in Exspiration mehrfach bei gehobenem Becken wiederholt werden. Voraussetzung ist, dass die Grundkorrekturen unverändert beibehalten werden können.

6.4.6 Korrekturverstärker

Korrekturverstärker sind taktile Reize oder Widerstände spezifisch gesetzt durch qualifizierte Therapeuten. Ein Korrekturverstärker ist beispielsweise die taktile Stimulation der *Schwachen Seite*, ggf. auch der *Schwachen Stelle*, um die Inspirationsluft in die hohlen Rumpfareale zu lenken. Hierbei werden spreizende Reize gesetzt, die es den Patienten erleichtern, den öffnenden Charakter der Korrekturbewegung auch gefühlsmäßig zu erfassen. Neben diesen taktilen Reizen, welche die Expansion der konkaven Rumpfareale fördern sollen, gibt es aber auch Widerstände gegen die Korrekturbewegung von Schultergürtel und Beckengürtel. Diese Widerstände werden nach Ausführung der Dreh-Winkel-Atmung in der Exspirationsphase gesetzt.

Korrekturverstärker am Ellenbogen der Schwachen Seite

Bei optimaler Ausrichtung des Schultergürtels, wobei die Oberarme nach Möglichkeit eine Linie bilden sollen, wird bei der 50 x Übung in der Exspirationsphase ein Widerstand am Ellenbogen der *Schwachen Seite* gegen den Schultergürtelshift zur thorakalen Konkavseite gesetzt. Dieser Korrekturverstärker führt direkt zu einer vermehrten Spannung der thorakal konvexseitigen autochthonen Rückenmuskulatur. Zu beachten ist, dass die Widerstände nicht zu abrupt gesetzt oder gelöst werden und dass sie nicht so stark sind, dass die erstrebte Korrektur verloren geht.

Korrekturverstärker am Schulterblatt der Paketseite

Das Schulterblatt der Paketseite nimmt für die Korrektur von Thorakalkrümmungen eine Schlüsselstellung ein. Über einen Widerstand gegen die Adduktions-/Retroversionsbewegung des Schulterblatts durch den Daumen des Therapeuten, lässt sich innerhalb weniger Minuten die komplexe Korrekturbewegung des Schultergürtels anschulen und zudem noch genauso rasch das Haltungs- und Korrekturgefühl für die Alltagskorrekturen dieser Krümmungsmuster erzeugen.

Zunächst dient der Daumen als Führungshilfe des Schulterblatts. Es wird also die Adduktions-/Retroversionsbewegung soweit wie möglich durchgeführt. Dies kann bei größeren Krümmungen zunächst unzureichend erscheinen, allerdings sollte man bedenken, dass diese ja auch sehr steif sein können. Kleine Krümmungen können mit Hilfe dieser Korrektur sogar überkorrigiert werden und zwar manchmal ohne jegliche Korrekturen.

Nach der endgradigen Einstellung der Schulterblattkorrektur erfolgt der maximal mögliche Widerstand durch den Therapeutendaumen, um das zur Korrektur notwendige Spannungs-/Aktivierungsmuster zu erspüren und im Alltag verfügbar zu machen.

Diese Korrekturhilfe wird zur Fazilitation der Übungen aus dem 3D-einfach-gemacht-Programm in der Anschulungsphase als Korrekturwegweiser verwendet.

Beim Muster 4BD und 3BL wird eine Gegenverschiebung (Shift) von Schultergürtel und Beckengürtel angestrebt. Zur Fazilition dieses Korrekturmanövers wird daher bei diesen Mustern mehr auf die Adduktionskorrektur des Schulterblatts geachtet und die Retroversinskomponente vermindert.

Korrekturverstärker am Beckenkamm der Schwachen Seite

Der dorsale Beckenkamm der *Schwachen Seite* nimmt für die Korrektur einer Lumbalkrümmung eine Schlüsselstellung ein. Über einen Widerstand kranial der Spina Iliaca posterior superior auf der *Schwachen Seite* gegen die Dorsaleinstellung und Kranialisierung dieser Beckenhälfte durch die Hand des Therapeuten, lässt sich innerhalb weniger Minuten die komplexe Korrekturbewegung des Beckengürtels anschulen und zudem genauso schnell das Haltungs- und Korrek-

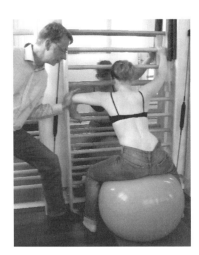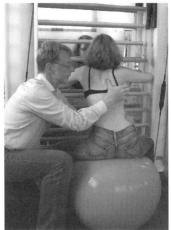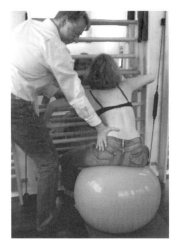

Abb. 6.29 Darstellung der drei wichtigsten Korrekturverstärker. Schon nach kurzer Anschulung entsteht ein Engramm für die Korrekturrichtung, und man braucht in der Gruppe nur noch einmal daran zu erinnern, dass man die entsprechenden Widerstände gesetzt hat und schon erfolgt eine deutliche Korrektursteigerung. Wir nennen diesen Effekt den „virtuellen Therapeuten." Links der Korrekturverstärker (Booster) am Ellenbogengelenk der Schwachen Seite zur Korrektur von Thorakalkrümmungen. In der Mitte der Korrekturverstärker (Booster) am Schulterblatt der Paketseite zur Korrektur von Thorakalkrümmungen. Rechts der Korrekturverstärker (Booster) am Beckenkamm der Schwachen Seite zur Korrektur von Lumbalkrümmungen.

turgefühl für die Alltagskorrekturen der 4-bogigen Krümmungsmuster im Lumbalabschnitt erzeugen. Zunächst wird das Becken auf der Seite des Widerstands und mit Hilfe desselben nach dorsal und kranial „gelockt," ehe nach endgradiger Einstellung ein maximaler Widerstand gegen die Korrekturrichtung erzeugt wird.

Erreicht werden sollen eine statische Überkorrektur des prominenten Beckens, eine Relordosierung und gleichzeitig eine Derotation des Lendenwulstes. Die Korrektur ist mit Hilfe dieses Griffs nicht immer leicht zu erreichen; manchmal bedarf es mehrfacher Nachkorrekturen, wohl weil die Beckenstellung im Haltungsengramm des Menschen weniger deutlich determiniert ist.

Die drei wichtigsten Korrekturverstärker sind auf *Abbildung 6.29* zu sehen.

6.4.7 Besonderheiten 4-bogiger Korrekturmechanismen

Nach dem klinischen Befund steht bei 4-bogigen Krümmungen die Hüfte auf der Paketseite hervor. Logischerweise sollte diese Hüfte nach den ursprünglichen Korrekturprinzipien „hereingerafft" werden. Bei den 4-bogigen Einfachkrümmungen 4BL und 4BTL ist dies auch weiterhin möglich, zumal bei diesen Mustern die prominente Hüfte auch kosmetisch das Hauptmerkmal sein dürfte. Die Interferenzen der Beckenkorrekturen mit den thorakalen Gegenkrümmungen sind minimal und eigentlich unbedeutend.

Beim Muster 4BD und auch beim Muster 3BL haben wir es mit Doppelkrümmungen zu tun, welche beide korrigiert werden müssen. Korrigiere ich eine Krümmung zu stark, verstärke ich die andere. Ob dieser Problemstellung hat man bislang kapituliert und eine eher kompensierte und damit weniger wirksame Übungsweise akzeptiert. Aus den Korrekturen in der moderneren Korsettbehandlung haben sich allerdings für diese Krümmungsmuster neue und weitaus effektivere Korrekturprinzipien ergeben.

Haben wir in der Korsettbehandlung des Musters 4BD lediglich den Schultergürtel rekompensiert und auch den Beckengürtel, so ergab sich zwar ein recht ansehnliches und auch kompensiertes klinisches Korrekturmuster, der kraniale Schenkel der Thorakalkrümmung und der kaudale Schenkel der Lumbalkrümmung waren gut aufgerichtet, in der Übergangszone zwischen beiden Krümmungen zeigte sich jedoch immer eine Schrägstellung des Neutralwirbels mit der Folge eines immer noch zu großen Cobbwinkels *(Abb. 6.30)*.

Abhilfe hierbei brachte alleine der Rumpfshift zur *Schwachen Seite* bei gleichzeitiger Kaudalstellung der *paketseitigen* Hüfte zur Öffnung des lumbalen Bogens. Relativ steht hier zwar immer noch die *paketseitigen* Hüfte hervor, die erreichten

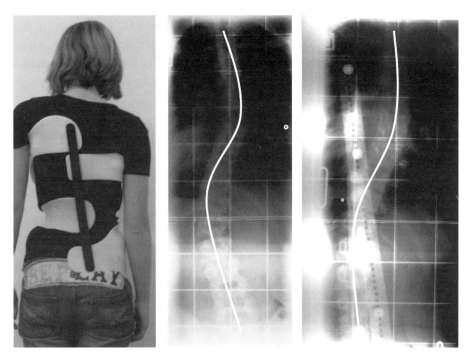

Abb. 6.30 Der kraniale Schenkel der Thorakalkrümmung und der kaudale Schenkel der Lumbal-krümmung sind gut aufgerichtet, in der Übergangszone zwischen beiden Krümmungen zeigt sich je-doch eine Schrägstellung des Neutralwirbels mit der Folge eines immer noch zu großen Cobb-winkels.

Korrekturen sind jedoch nachgewiesener Maßen für diese Krümmungsmuster ausgezeichnet. Dies ist klar auf *Abbildung 6.31* zu erkennen.

Daher arbeiten wir nun bei beiden Krümmungsmustern mit einem möglichst weit gehenden Shift zur *Schwachen Seite*, der Unterschied zwischen 3- und 4-bogig besteht nun einzig und alleine in der Einstellung des Beckens, was die Behandlung natürlich auch viel einfacher macht. Bei 3-bogigen Skoliosen darf das Becken auf der *Paketseite* nach kranial gekippt sein und bei 4-bogiger Sko-liose (4BD, 3BL und bei ganzheitlicher Behandlung der Muster 4BL und 4BTL unter Einschluss der thorakalen Korrektur in der Frühphase während des Hauptwachstumsschubes) muss das Becken auf der *Paketseite* zur Öffnung der Lumbalkrümmung nach kaudal ausgerichtet sein!

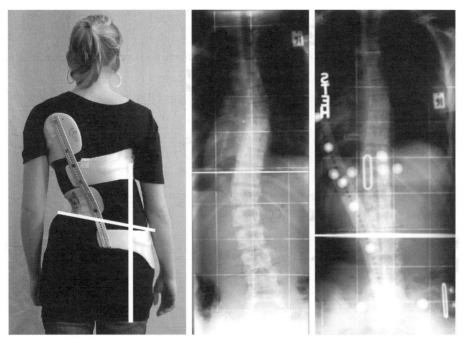

Abb. 6.31 Der Rumpfshift zur Schwachen Seite bei gleichzeitiger Kaudalstellung der paketseitigen Hüfte zur Öffnung des lumbalen Bogens scheint zu einer optimalen Korrektur beider Krümmungen zu führen. Relativ steht hier zwar immer noch die paketseitige Hüfte hervor, die erreichten Korrekturen sind jedoch nachgewiesenermaßen für diese Krümmungsmuster ausgezeichnet.

6.5 Die Rehabilitation des Ganges

Der Gang gehört zwar zu den Alltagsaktivitäten, und der „Catwalk" ist oben bereits beschrieben worden, dennoch möchte ich an dieser Stelle nochmals auf die Rehabilitation des Gangs zurückkommen.

Der „Catwalk" als symmetrisches Grundmuster zur Skoliosekorrektur kann nämlich durch asymmetrische Korrekturbewegungen für die 3D-Korrektur erweitert werden. Daher eignet sich nach Beschreibung der 3D-Korrekturen mit Hilfe der Programme „3D-einfach-gemacht" und „Lehnert-Schroth" die sich nun öffnende Perspektive, um nochmals auf die Korrekturmöglichkeiten der Skoliose in der Fortbewegung, nun aber in drei Dimensionen, zurückzukommen.

Der Catwalk kann nach optimaler, rhythmischer und lockerer Durchführung in Symmetrie auf verschiedene Weise für die 3D-Korrektur in Fortbewegung genutzt werden:

1. Durch die Verstärkung der Schultergürtelrotation in die Korrektur entsprechend dem im letzten Abschnitt beschriebenen Schulterblattmuster bei den Krümmungsmustern 3B, 3BH und 3BTL. Die Patienten shiften ihren Schultergürtel rhythmisch während der Belastungsphase des Beins der *Paketseite* zur *Schwachen Seite* hin und führen gleichzeitig das Schulterblatt der *Paketseite* nach kaudal.

2. Durch die Verstärkung der seitlichen Beckenkippung zur Schwachen Seite bei den Krümmungsmustern 4BL und 4BTL. Die Patienten shiften – oder besser pendeln – ihren Beckengürtel rhythmisch während der Belastungsphase des Beins der *Schwachen Seite* auch zur *Schwachen Seite* hin.

3. Durch Verstärkung des Lateralshifts von Schulter- und Beckengürtel gegeneinander bei den Krümmungsmustern 4BD und 3BL *(Abb. 6.32a–b)*. Die Patienten shiften ihren Schultergürtel rhythmisch während der Belastungsphase des Beins der Paketseite zur Schwachen Seite hin.

Die beschriebenen Korrekturmanöver sind entsprechend der Schrittfolge rhythmisch zu akzentuieren, zu verstärken und zu übertreiben. Danach kann auf eine im Alltag unauffällige Korrektur zurückgestuft werden. Am besten lässt sich die 3D-Gangschule für Skoliosepatienten auf einem Laufband anschulen, wenn man eine Strecke von 10 Metern zur Verfügung hat, gelingt es mit etwas mehr Einsatz von Seiten der Therapeuten jedoch ebenfalls.

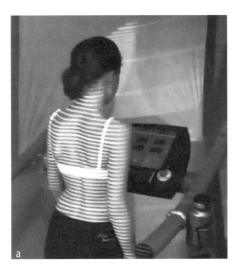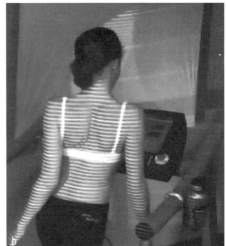

Abb. 6.32a–b Korrekturgang auf dem Laufband unter gleichzeitiger 3D-Analyse mit dem Formetric Ganglabor der Fa. Diers (www.diers.de). Die Patientin hat eine linksthorakale Krümmung des Musters 4BD **(a)** und shiftet demgemäß ihren Schultergürtel rhythmisch während der Belastungsphase des Beins der Paketseite zur Schwachen Seite hin, in diesem Falle also nach rechts **(b)**.

6.6 Die Kurzrehabilitation

Mittlerweile liegen Erfahrungen zur Kurzrehabilitation von Kindern und Adoleszenten vor. Die Haltungsschulung konnte effektiv innerhalb von drei Tagen gewährleistet werden. Nachdem wissenschaftliche Ergebnisse für die aktuell durchgeführten mehrwöchigen stationären Rehabilitationsmaßnahmen nicht vorliegen (Yilmaz und Kozikoglu 2010), eine Verbesserung des Gesundheitszustandes und der Funktionsfähigkeit der betroffenen Skoliosepatienten durch die stationäre Behandlung also nicht belegt ist, muss es auf die Schulung der Betroffenen ankommen, darauf, dass sie in die Lage versetzt werden im Alltag krümmungsförderndes Verhalten zu vermeiden.

Wird die Schulung in standardisierter Weise durchgeführt, erhält man auch eine gesicherte Ergebnisqualität mit reproduzierbaren Zielvorstellungen. Die Zielrichtung ist für die Skoliosebehandlung eindeutig definiert: Entwicklung eines Haltungs- und Bewegungsempfindens, welches krümmungsförderndes Verhalten vermeiden lässt. Es geht also nicht um die Durchführung einer Vielzahl von Übungen, nicht um die momentane Korrektur, sondern um ein nachhaltiges Schulungsergebnis, welches für die mehrwöchigen stationären Behandlungsmaßnahmen bislang nicht belegt ist.

Zweifellos fördert die Gruppendynamik während der stationären Rehabilitation die Motivationslage der Betroffenen. Diese fühlen sich auch sichtlich wohl, auf jemanden zu treffen, der von der gleichen seltenen Problemstellung betroffen ist. Indes ist die Zielrichtung der aus diesem sozialen Bonus gewonnenen Motivationsförderung mehr auf das gemeinsame Erleben, als auf das gemeinsame Erweben spezifischer Fähigkeiten und Fertigkeiten ausgerichtet. Dies führt nach meinen Erkenntnissen dazu, dass die stationäre Rehabilitation von den Jugendlichen äußerst positiv bewertet wird, nach drei Monaten die Lernziele aber nicht mehr abrufbar sind.

Dies mag auch an dem didaktischen Konzept liegen. Das derzeit in der stationären Rehabilitation angewendete „verschulte" Konzept mit einem festen Lehrer-Schüler-Setting ist pädagogisch veraltet und führt lediglich zu einer kurzfristigen Memorierung. Alles was über diesen didaktischen Modus vermittelt wird, ist nur bei wenigen äußerst motivierten Patienten auch langfristig verfügbar. Ferner fördert die erste Behandlungswoche während der stationären Rehabilitation mit eher theoretischen Lerninhalten (Anatomie, Physiologie) als mit praktischen Ausführungen bei der Mehrzahl der Betroffenen nicht grade die Motivation.

Benötigt wird demnach ein Konzept, innerhalb dessen sofort mit dem Üben begonnen werden kann. Ferner ist das frühere didaktische Konzept zu Gunsten des selbst entdeckenden Lernens zu verlassen, denn was man selbst entwickelt hat, bleibt einem auch langfristig verfügbar (Weiss 2010).

Genau dieses Grundkonzept finden wir in der dreitägigen Kurzrehabilitation:
▷ standardisierte Lerninhalte (hohe Prozessqualität)
▷ modernste pädagogische Ansätze
▷ modernste evidenzbasierte Methoden der Physiotherapie (gute Ergebnisqualität).

Die Struktur der Kurzrehabilitation sei im Folgenden kurz skizziert, die spezifischen Inhalte können jedoch nur im Rahmen des neu eingeführten Kurssystems erlernt werden.

Aufbau der Kurzrehabilitation Skoliose

Tag 1

Modul 1: Kennenlernrunde , physio-logic® (Stand, Sitz, Gang, Catwalk).

Modul 2: Selbst entdeckendes Lernen: Krümmungsmustererkennung.

Modul 3: (a) physio-logic®, (b) Krümmungsmuster überprüfen, (c) ADL (im Stehen, Sitzen und Gehen)

Tag 2

Modul 4: a, b, c, + (d) 3D-einfach-gemacht

Modul 5: Selbstständiges Weiterüben (Zielsetzung: Verbesserung der Übungsausführung)

Modul 6: a, b , c, d, + (e) 1. Schrothübung (50 x Übung auf dem Ball). Zusätzlich wird begonnen, bei der Gangschulung im Catwalk 3D-Korrekturen mit einzubauen (a).

Tag 3

Modul 7: a, b, c, d, e, + (f) Muskelzylinder , Frosch am Teich

Modul 8: Komplettes Programm mit allen Übungen (selbstständige Verbesserung der Übungsausführung

Modul 9: Praktische Überprüfung des Gesamtprogramms (60 min.), schriftliche Überprüfung (30 min.)

Die einzelnen Module haben eine Dauer von 90 min. Die Abfolge der Inhalte ist verpflichtend einzuhalten, um eine einheitliche Prozessqualität und damit auch eine einheitliche Ergebnisqualität zu gewährleisten.

Das Programm der Kurzrehabilitation (Weiss 2009, Weiss 2010, Weiss 2010b) ist auf die Behandlung von Kindern und Jugendlichen ausgerichtet, aber auch auf (junge) Erwachsene, welche in Kürze ein effektives Programm erlernen wollen. Patienten mit schweren sekundären Funktionseinschränkungen (Vitalkapazität, chronifizierter Schmerz) sollten auch weiterhin mindesten vier Wochen stationär behandelt werden. Hierfür ist prinzipiell jede orthopädische Rehabilitationseinrichtung geeignet. Bei dieser Patientengruppe steht schließlich nicht die Skoliose, sondern die Funktionsstörung im Vordergrund.

6.7 Evidenzlage

Die Evidenzlage für die konservativen Behandlungsverfahren ist ausreichend. Es ist in einigen Reviews bestätigt worden, dass konservative Maßnahmen von einer hohen Evidenz getragen werden, während die operative Behandlung hinsichtlich ihrer Auswirkungen auf den Gesundheitszustand und die Funktion der Betroffenen bislang gänzlich unbelegt ist (Weiss 2008, Weiss und Goodall 2008). Negrini und Mitarbeiter (2008) haben in ihrem Review über eine randomisierte, kontrollierte Untersuchung zur Physiotherapie aus China berichtet. Somit ist die Physiotherapie bei Skoliose auf Stufe I belegt.

Bei seltenen Erkrankungen wird man naturgemäß nicht viele Studien finden, die verfügbare wissenschaftliche Substanz reicht jedoch aus, die Entwicklungen auf diesem Gebiet weiter zu verfolgen. Dies gilt vor allem vor dem Hintergrund, nicht nur unnötige Operationen zu vermeiden, sondern auch prognostisch ungünstige Fälle mittelfristig vor einer Wirbelsäulenversteifung zu bewahren. Dies ist nicht nur ein für die Kostenträger wirtschaftlich sinnvolles Unterfangen (Weiss und Goodall 2010), sondern auch für die Betroffenen, wenn man die hohe Prozentzahl der langfristig auftretenden Operationskomplikationen berücksichtigt (Weiss und Goodall 2008b).

Die ambulante Physiotherapie bei einem nach den neuesten evidenzbasierten Prinzipien ausgebildeten Physiotherapeuten und bei Korsettindikation auch die Anwendung der Kurzrehabilitation bieten einen äußerst wirtschaftlichen und gleichzeitig für die Betroffenen am wenigsten aufwändigen und auch am wenigsten beeinträchtigenden Weg zu einem bestmöglichen Behandlungsergebnis.

7 Die physio-therapeutische Behandlung von Skoliosepatienten im Kindesalter

Die befundspezifischen Übungen aus dem „Best-Practice-Programm" können bei PatientInnen ab dem 10. Lebensjahr routinemäßig angewendet werden. Die genannten Übungen zielen darauf ab, das in der Behandlung erworbene Haltungsgefühl in die Alltagsaktivitäten zu integrieren und damit progredienzförderndes Verhalten im Alltag zu vermeiden. Es handelt sich um einen psychomotorischen Konditionierungsprozess, welcher jedoch immer auch die aktive Mitarbeit und Konzentration der betroffenen PatientInnen erfordert. Die dafür erforderliche Kognitionsfähigkeit und auch die erforderliche aktive Mitarbeit kann von Kindern unter 10 Jahren oftmals nicht in ausreichendem Maße aufgebracht werden, so dass wir nach Wegen gesucht haben, Wirbelsäulenverkrümmungen über rein reflektorische Mechanismen zu beeinflussen.

7.1 Peripher evozierte Posturalreaktionen (PEP)

Aus der Erkenntnis, dass durch Feldenkrais-Übungen (Bewusstheit durch Bewegung) oder durch die Vojtaschen Prinzipien günstige Haltungsreaktionen ausgelöst werden konnten, haben wir bei Skoliose-PatientInnen untersucht, inwieweit durch eine intensive Fazilitation korrigierende Haltungsreaktionen gefördert werden können. Geleitet wurden wir dabei von der Erkenntnis, dass durch die Ausgangsstellungen zum Reflexkriechen und Reflexumdrehen teilweise der Korrekturweg gar gehemmt wird. Wir haben die Vojtaschen Grifftechniken in entspannter Bauchlage durchgeführt, wodurch sich die Effektivität der Übungen bei manchen PatientInnen mit idiopathischer Skoliose erhöhen ließ. Unter der Erfahrung, dass der menschliche Körper reflektorisch in einer Art Fluchtreflex äußerem Druck zu entfliehen versucht oder bei Unmöglichkeit des Entfliehens gegen diesen Druck reflektorisch Widerstand leistet, haben wir die folgende Behandlungstechnik entwickelt.

7.1.1 Grundprinzipien der PEP-Übungen

In standardisierter Weise wird, wie unten im einzelnen beschrieben, zunächst mit beiden Händen von der Konkavseite aus ein Druck in die Richtung des Scheitelwirbels aufgebaut. Dieser Druck wird gegen die Atemexkursion für 10–20 Atemzüge gehalten, wobei ein flächiger Kontakt der Hände auf der Konkavseite der Rumpfdeformität notwendig ist. Dieser Druck geht also in die Richtung der Wirbelsäulenverkrümmung.

Nach 10–20 Atemzügen wird dieser Druck wieder langsam reduziert, so dass der Körper spürt, dass der Druckbereich frei wird, wodurch sich nicht nur automatisch korrigierende Stellreflexe einstellen, sondern auch die vorher gedrückte und bedrängte Körperstelle im Körperbewusstsein besser repräsentiert ist. Zusätzlich sind Übungen mit Einschluss des Schultergürtels und des Beckengürtels möglich. Diese werden in Abhängigkeit vom Krümmungsmuster angewendet. Bei einer Lumbalkrümmung kann der Beckengürtel mit in die Übung eingeschlossen werden, bei einer Thorakalkrümmung entsprechend der Schultergürtel. In leicht abgewandelter Form können diese Übungen auch in die Schroth-Übungen integriert werden, um das Haltungsgefühl zu manifestieren und zusätzlich den übenden PatientInnen die Atemrichtungen deutlicher zu machen.

7.1.2 Übungsbeschreibung

Das PEP-Programm für die thorakale Krümmung

PatientInnen mit einer thorakalen Wirbelsäulenverkrümmung werden auf die thorakale Konvexseite gelegt *(Abb. 7.1)*. Die geschlossenen Finger beider Hände des Therapeuten werden bis zu den Mittelhandköpfchen den Körperkonturen auf der konkaven Seite des Rumpfes angepasst. Die Kontaktflächen beider Hände werden zunächst parallel ein bis zwei Querfinger voneinander entfernt auf der Haut positioniert *(Abb. 7.2)*. Danach wird ein Druck in die Konkavität ausgeführt, und die Hände werden unter zunehmendem Druck zusammengeführt, wobei der Druck sich auf die Radialseite der Hände verlagert *(Abb. 7.3)*. Der Druck wird über 20 Atemzüge gehalten und dann mit der Inspirationsphase wieder langsam reduziert, wobei die Hände wieder auseinandergleiten.

Aus der gleichen Übungsausgangsstellung wird das gleiche Prinzip verfolgt. Das Os pisiforme der kranial gelegenen Hand hakt sich am Akromion ein und drückt

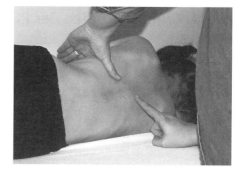

Abb. 7.1
Ausgangsstellung zur Behandlung einer Thorakalkrümmung mit dem PEP-Programm. Die thorakale Konkavseite weist zum Therapeuten. Der Zeigefinger zeigt auf die thorakale Scheitelwirbelregion.

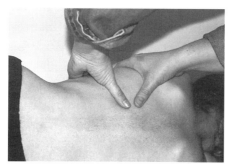
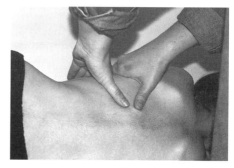

Links: Abb. 7.2 Flächiges Anpassen der Hände an die thorakale Konkavseite.

Rechts: Abb. 7.3 Beide Hände benötigen ein wenig Abstand zueinander, damit sie bei zunehmendem Druck zusammengeführt werden können. Der Druck wird auf die Radialseite der Hände verlagert und dadurch im Bereich des Krümmungsscheitels verstärkt. Dieser Druck wird über 20 Atemzüge gehalten und dann mit der Inspirationsphase langsam wieder reduziert.

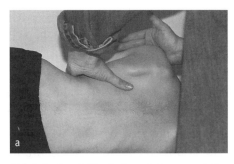
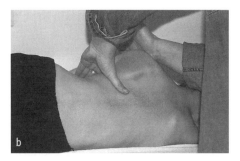

Abb.7.4a–b Grifftechnik und Ausgangsstellung PEP-Übung 2 für die thorakale Krümmung: Die kraniale Korrekturhand hakt sich mit dem Pisiforme am Akromion ein, die kaudale Hand verhält sich wie bei Übung 1.

die Schulter entgegen dem Druck der kaudal liegenden Hand nach lateral und kaudal. Die kaudal liegende Hand liegt wie bei Übung 1 und führt dieselbe Druckrichtung aus *(Abb. 7.4a–b)*.

Das PEP-Programm für die lumbale Krümmung

Die betroffenen PatientInnen liegen auf der lumbalen Konvexseite. Das Vorgehen ist ansonsten identisch mit dem bei Übung 1 aus dem vorangegangenen Abschnitt. Es wird ein Druck in die lumbale Konkavseite ausgeführt *(Abb 7.5a–b)*.

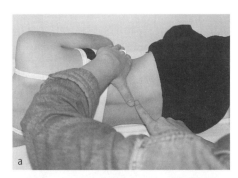
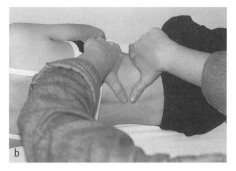
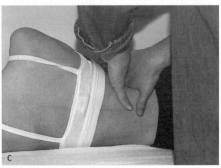

Abb. 7.5a Ausgangsstellung für Übung 1, Krümmung lumbal. Der Zeigefinger zeigt auf den lumbalen Apexwirbel.

Abb. 7.5b, c Übung 1 für die lumbale Krümmung. Diese wird in Analogie zur PEP-Übung 1 für die thorakale Krümmung durchgeführt. Die Patientin liegt auf der lumbalen Konvexseite, der Druck wird in die lumbale Konkavseite ausgeführt. Die Hände werden wiederum flächig angelegt und halten einen gewissen Abstand zueinander (b).
Auf Abb. 6.84c ist dann wiederum das Zusammenführen der Hände mit Verlagerung des Druckpunktes zur Radialseite gezeigt. Die Kraftrichtung geht auf den Scheitelwirbel zu.

Die Ausgangstellung bleibt wie bei Übung 1, die kaudal liegende Hand hakt sich mit dem Os pisiforme am Tuber ossis ischii ein und schiebt die Hüfte nach kranial und lateral gegen die kranial liegende Hand. Die kranial liegende Hand ihrerseits verhält sich wie bei Übung 1. Der Druck in die Konkavitäten erfolgt auch mit einem leichten Kraftvektor nach ventral und wird den jeweiligen Torsionsverhältnissen des zu behandelnden Rumpfabschnittes angepasst *(Abb 7.6a–b)*.

Bei doppelbogigen Skoliosen werden beide Krümmungen abwechselnd behandelt. Bei einer signifikanten Gegenkrümmung beginnt man mit der Hauptkrümmung und endet wieder mit der Hauptkrümmung bei einer Behandlungszeit von insgesamt 20 Minuten täglich, welche auf 10 Minuten vormittags und 10 Minuten nachmittags unterteilt werden kann.

Die Primärreaktionen (Weiß 1993) direkt nach einer Behandlung mit den PEP-Übungen zeigen, dass günstige Haltungsreaktionen als Primäreffekt zu erzielen sind. Diese Primäreffekte zeigen sich auch bei erwachsenen PatientInnen, allerdings kann es sein, dass 6–10 Sitzungen erfolgen müssen, ehe dieses rein reflektorische Behandlungsprogramm auch Reaktionen hervorruft.

Zum jetzigen Zeitpunkt existieren bezüglich der PEP-Methode noch keine Langzeitergebnisse. Sie ist jedoch einfach zu erlernen und in andere Behandlungssysteme integrierbar, so dass sie bereits jetzt als Bereicherung der therapeutischen Möglichkeiten in der Skoliosebehandlung speziell von jüngeren Kindern angesehen werden kann.

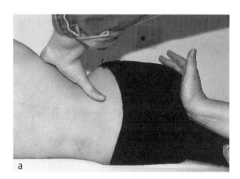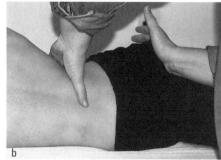

Abb. 7.6a, b

a Ausgangsstellung für Übung 2; lumbale Krümmung. Das Os pisiforme des Behandlers hakt sich am Tuber der Patientin ein.

b Endstellung der Übung 2 für die lumbale Krümmung aus dem PEP-Programm, welche über 20 Atemzüge gehalten wird.

8 Skoliosespezifische Rehabilitation Erwachsener – Nachsorgekonzepte

Ulrike Hammelbeck

In Deutschland haben erwachsene Skoliosepatienten mit chronischen Schmerzen und oder hochgradiger Beeinträchtigung der Lungenfunktion die Möglichkeit, an stationären Rehabilitationsmaßnahmen teilzunehmen. Die momentane Situation für Skoliosepatienten nach erfolgter Skolioserehabilitation ist jedoch unbefriedigend. Viele Betroffene fühlen sich alleine gelassen, da sie Probleme haben, das in der Rehabilitationsmaßnahme Erlernte in den Alltag zu integrieren, und fallen häufig wieder in alte Verhaltensmuster zurück.

Eine erfolgreiche Rehabilitation braucht Nachsorge und Selbsthilfe, um den Rehabilitationserfolg zu sichern und zu verbessern (Klosterhuis et al. 2002). Eine ähnliche Ansicht vertritt die Bundesarbeitsgemeinschaft für Rehabilitation (BAR 2006). Aus diesem Grund wurde 2003 nach Beratungen auf der Ebene der BAR eine Rahmenvereinbarung der Rehabilitationsträger verabschiedet, mit dem Ziel, dass Rehabilitationssport und Funktionstraining als ergänzende Leistungen nach § 44 Abs. 1 Nr. 3 und 4 SGB IX (Neuntes Sozialgesetzbuch/Reha und Teilhabe behinderter Menschen) nach einheitlichen Grundsätzen von den Rehabilitationsträgern nach einer Rehabilitationsmaßnahme erbracht und gefördert werden.

In der Skolioserehabilitation wie auch in der physiotherapeutischen Praxis steht bei dem skoliose-spezifischen physiotherapeutischen Behandlungsverfahren das

Prinzip „Hilfe zur Selbsthilfe" im Vordergrund (Weiß et al. 2001), so dass die Patienten selbstständig in der Lage sein sollten, zu Hause zu üben. Erfahrungsgemäß sind viele Skoliosepatienten nach der Rehabilitation oder nach ambulanter Physiotherapie mit skoliosespezifischen Übungen unsicher und dadurch auch wenig motiviert, ihr Übungsprogramm regelmäßig und selbstständig durchzuführen. Die Betroffenen äußern daher häufig den Wunsch, ihr individuelles Programm einmal in der Woche unter fachkundiger Anleitung durchzuführen. Seit Einführung des ärztlichen Heilmittelkataloges am 01.04.2004 ist es für gesetzlich krankenversicherte Patienten jedoch schwierig geworden, regelmäßig eine ärztliche Verordnung für Physiotherapie zu erhalten. Darüber hinaus gibt es für diese Patientengruppe kein indikationsspezifisches Nachsorgekonzept.

Aus diesem Grund ist es sinnvoll, ein physiotherapeutisches Nachsorgekonzept zu implementieren, bei dem erwachsene Skoliosepatienten nach der Rehabilitationsmaßnahme im Alltag über den Zeitraum von einem Jahr physiotherapeutische Unterstützung in einer Gruppe von Gleichgesinnten erhalten. An dieser Stelle ist hervorzuheben, dass nicht alle Patienten mit einer ausgeprägten Skoliose ihre Beeinträchtigungen als so gravierend empfinden, dass sie zwingend an einer stationären Rehabilitationsmaßnahme teilnehmen müssten. Trotzdem könnte auch diese Patientengruppe nach langzeitiger ambulanter Physiotherapie (bevorzugt nach dem Methodenspektrum des „Best Practice" Programms) an einer skoliose-spezifischen Nachsorge teilnehmen.

Das Ziel ist es, die Betroffenen stärker in die Eigenverantwortung heranzuführen und die physiotherapeutischen Angebote aus der Rehabilitation oder ambulanten Physiotherapie integrativ in die individuellen Aktivitäten des persönlichen Alltags zu integrieren.

Da bei erwachsenen Skoliosepatienten der Krankheitsverlauf ab einem gewissen Schweregrad der Erkrankung nicht zuverlässig vorhergesagt werden kann (Weiß 2000), soll so einer weiteren Befundverschlechterung und dem Auftreten – oder auch der Verstärkung – von Schmerzen vorgebeugt werden. Diese Aspekte spielen für die aktive Teilnahme am gesellschaftlichem Leben und die Aufrechterhaltung der Arbeitsfähigkeit eine wichtige Rolle. Ein derartiges Nachsorgekonzept im Bereich der Tertiärprävention könnte ein wichtiges Instrument zur Sicherung und Verbesserung des langfristigen Rehabilitationserfolges darstellen.

8.1 Rehabilitationsnachsorge

8.1.1 Definition und Ziele der Rehabilitationsnachsorge

Der Begriff Rehabilitationsnachsorge bezeichnet im Allgemeinen medizinische und therapeutische Maßnahmen und Leistungen, die im Anschluss an eine Rehabilitation notwendig sein können, um den Rehabilitationserfolg zu verbessern oder zu sichern. Für Köpke (2004b) stellt die Rehabilitationsmaßnahme nur einen Teil des Rehabilitationsprozesses dar. Nachsorgende Maßnahmen bilden „den anderen wesentlichen Teil...". Eigenaktivitäten und Selbsthilfepotentiale sollen in der Nachsorge gestärkt werden (Klosterhuis et al. 2002). Durch nachsorgende Aktivitäten sollen die Patienten beim Transfer der Gesundheitsangebote aus der Rehabilitation in den Alltag Unterstützung erhalten, um diese möglichst anhaltend zu praktizieren (Köpke 2005). Mit Hilfe dieser Maßnahmen können Schnittstellen in der Gesundheitsversorgung vermindert werden (Hansmeier et al.2000). Der Verband Deutscher Rentenversicherungsträger (VDR 2001) sieht in der Nachsorge eine notwendige Ergänzung zur Rehabilitation, um die Patienten in den Alltag wieder einzubinden.

Nachsorgende Maßnahmen haben somit eine elementare Bedeutung für den optimalen Erfolg einer Rehabilitation und müssen fest in diesen Prozess integriert werden.

Köpke vertritt zu diesem Punkt folgende Auffassung: „Erst wenn es gelungen ist, die gewünschten Effekte zu erzielen, hat die Rehabilitation ihren Zweck erfüllt." (Köpke 2004 b).

Nach Angaben der BAR (2006) stellen Rehabilitationssportsport und Funktionstraining für Menschen mit Erkrankungen der Bewegungsorgane die häufigste Form von Maßnahmen in der Nachsorge dar. Diese ergänzenden Leistungen sind gesetzlich verankert. Hier gibt es bereits spezielle Funktionstrainingsgruppen für Menschen mit chronischen Erkrankungen der Bewegungsorgane wie z.B. Polyarthrosen, Morbus Bechterew oder Osteoporose, die häufig über die entsprechenden Selbsthilfeverbände organisiert werden (BAR 2006).

Ein indikationsspezifisches Funktionstraining für Patienten mit dem Krankheitsbild der Skoliose existiert bislang nicht.

Auch bei erwachsenen Skoliosepatienten kann ab einem Cobb Winkel von mehr als 30° eine Krümmungszunahme eintreten (Reichelt 2000). Weil dieses Patientenkollektiv ab einem gewissen Schweregrad der Krümmung von sekundären Funktionseinschränkungen und von skolioseabhängigen Schmerzzuständen bedroht wird (Weiß 2001), ist es von Bedeutung für die Betroffenen, mit Hilfe von nachsorgenden physiotherapeutischen Maßnahmen den Rehabilitationserfolg zu verbessern und zu sichern. Dies spielt vor allem in Zeiten von gesundheits-politischen Sparzwängen eine Rolle, da die Verordnungsmenge für physio-therapeutische Einzelbehandlungen auch bei dieser Indikationsgruppe drastisch reduziert wurde. Mit einem physiotherapeutischen Nachsorgekonzept für er-wachsene Skoliosepatienten kann eine Zunahme der Beeinträchtigungen verhin-dert oder wenn möglich, der Zustand verbessert werden. Dieses Nachsorgekon-zept könnte unter den geltenden Rahmenbedingungen des Funktionstrainings mit der Zielsetzung implementiert werden, dass die Teilnehmer durch die Stär-kung der Eigenverantwortung selbstbestimmt an Aktivitäten des gesellschaft-lichen Lebens teilhaben können. Für berufstätige Patienten ist dies verbunden mit einer Aufrechrechterhaltung der Erwerbstätigkeit.

8.1.2 Fehlende Vernetzung von Angeboten aus der Rehabilitation im Alltag

Ein Krümmungswinkel ab 40° nach Cobb bei erwachsenen Skoliosepatienten stellt für Weiß grundsätzlich eine Indikation für die ambulante physiotherapeu-tische Behandlung dar. Seiner Meinung nach „dient die physiotherapeutische Praxis auch als Kontrollorgan zur Beurteilung der selbstständig möglichen Be-handlungsqualität zuhause." (Weiß et al. 2001).

Wie schon erwähnt, ist es für gesetzlich krankenversicherte Skoliosepatienten schwieriger geworden, Rezepte für ambulante Physiotherapie zu erhalten. So wird im Heilmittelkatalog vom 01.04.04 die Verordnungsmenge für Skoliosen von 30 Einheiten auf sechs Einheiten pro Quartal im Regelfall reduziert (Rep-schläger 2004). Erfahrungsgemäß haben gesetzlich krankenversicherte Patienten sehr unterschiedliche Vorraussetzungen bezüglich der Möglichkeit, von ihrem behandelndem Arzt kontinuierlich ein Rezept für Physiotherapie zu erhalten. Ei-nige Betroffene erhalten nicht einmal ein Rezept für Physiotherapie mit sechs Einheiten pro Quartal. Andere Ärzte stellen pro Quartal ein Rezept für Physio-therapie für ihre Skoliosepatienten aus.

Speziell für gesetzlich Krankenversicherte existiert zwischen Rehabilitation und Alltag keine einheitliche indikationsspezifische Vernetzung von physiotherapeu-tischen Angeboten nach der Rehabilitation und kein entsprechendes Nachsorge-konzept. Laut Köpke (2004 b) müssen Nachsorgeleistungen aber genau dem Be-darf der Versicherten angepasst werden, damit sie zum Erfolg führen.

8.1.3 Forderung nach systematischer Rehabilitations- nachsorge

Viele erwachsene Skoliosepatienten mit sekundären Funktionseinschränkungen beenden die Rehabilitation ausreichend motiviert mit vielen guten Vorsätzen, die dann aber häufig zu Hause nicht umgesetzt werden. Aus diesem Grund fordert Köpke (2004 a) eine systematische Rehabilitationsnachsorge, damit „die Potenziale zur Festigung des Rehabilitationserfolges" nicht verkümmern." Er bezieht sich auf Untersuchungen, die darauf hinweisen, dass „die positiven Effekte vielfach schon nach kurzer Zeit verpuffen" (Köpke 2005). Die Skoliosepatienten verlassen gestärkt die Rehabilitationsklinik. Bei der Rückkehr in das persönliche Umfeld erfahren die Betroffenen häufig eine starke Diskrepanz zwischen der in der Rehabilitationsmaßnahme vorhandenen Entlastung und den normalen Anforderungen des alltäglichen Lebens. Nach einer Phase der hohen Motivation fallen viele Skoliosepatienten im Alltag mit seinen vielfältigen und individuellen Aufgaben in ein Stimmungstief. Sie entwickeln oft durch den abrupten Wechsel von Entlastung und Belastung kurze Zeit nach der Rehabilitation wieder Schmerzen. Es fällt den Betroffenen schwer, die gelernten Dinge in ihr Leben zu transferieren. Die hierzu nötige Unterstützung fehlt, wenn keine gezielte Nachsorge vorhanden ist. So bemängelt Köpke (2005), dass die Nachsorge nicht ihrer Wichtigkeit entsprechend in den Alltag der Rentenversicherungsträger mit einbezogen ist und fordert diesbezüglich eine Änderung. Er kritisiert ebenfalls die vorhandenen Mängel, die seiner Meinung nach grundsätzlich an der Nahtstelle zwischen der Rehabilitationsmaßnahme und der Rückkehr in den Alltag bestehen.

Vielen Patienten fehlt nach der Rehabilitationsmaßnahme die Zeit und/oder die Motivation, um konsequent ihr Hausaufgabenprogramm durchzuführen. Häufig bemerken die Betroffenen selber durch die gute Schulung in den Rehabilitationskliniken, dass sie das Korrekturergebnis nicht halten können, und dies führt zusätzlich zu Frustrationen. Nach einer Weile lässt oft die Motivation mehr und mehr nach, täglich die skoliosespezifischen Übungen durchzuführen.

8.1.4 Sinn der Nachsorge nach Skolioserehabilitation

Es erscheint wenig realistisch, dass eine einzelne Rehabilitationsmaßnahme bei Menschen mit einer chronischen und zudem von Progredienz bedrohten Erkrankung zu einer andauernden „Verbesserung des Gesundheitszustandes der Aktivitäten und der Partizipation führt" (Jäckel 2005). Aus diesem Grund for-

dert Jäckel einen Perspektivenwechsel bei den Gestaltern des Rehabilitationssystems, aber auch bei einem Teil der Versicherten, damit die Nachsorge ein integraler Bestandteil des Rehabilitationsprozesses wird. Daraus lässt sich fol-
gern, dass die Rehabilitation eine intensivere Langzeitorientierung benötigt,
um die Chancen, die das Rehabilitationssystems birgt, optimal und sinnvoll
auszuschöpfen.

Viele Skoliosepatienten äußern nach der Rehabilitationsmaßnahme oder erfolgter ambulanter Physiotherapie den Wunsch, wenigstens einmal wöchentlich ihre
skoliosespezifischen Übungen unter Anleitung durchzuführen. Gleichzeitig be-
richten die Betroffenen, dass Bewegung ihr Wohlempfinden steigert und dass sie
oft verunsichert sind, wenn sie in ein Fitnessstudio gehen oder an einem allgemeinen Sportgruppenangebot teilnehmen. Einige Skoliosepatienten haben nach
der Teilnahme an allgemeinen Angeboten Schmerzen, oder sie wissen durch die
Aufklärung in der Rehabilitation oder ambulanten Physiotherapie, dass bestimmte Übungen für ihren von der Skoliose veränderten Rücken nicht geeignet
sind. In der Rehabilitation wie auch in der ambulanten Physiotherapie steht bei
der Anwendung spezifischer Rehabilitationskonzepte die „Hilfe zur Selbsthilfe"
im Vordergrund, damit die Patienten in der Lage sind, selbstständig zu Hause zu
üben (Weiß 2001 et al.). Erfahrungsgemäß sind die Betroffenen nach einer Weile
aber immer wieder unsicher, ob sie ihre Übungen auch richtig durchführen. Des-
halb ist es wichtig, dass im Anschluss an die Rehabilitation oder ambulante
Physiotherapie für die Betroffenen die Möglichkeit geschaffen wird, die in der
Rehabilitation erworbenen Kenntnisse und Fähigkeiten in einem ambulanten
skoliosespezifischen physiotherapeutischen Behandlungsangebot weiter anzuwenden und gegebenenfalls auszubauen. So könnte der Therapieerfolg der Rehabilitationsmaßnahme länger anhalten und der Entwicklung von Schmerzen vorgebeugt werden.

8.2 Zielanforderungen an das skoliose-spezifische Nachsorgekonzept

Die Zielanforderungen an das zu entwickelnde Konzept, die in enger Wechsel-
wirkung zueinander stehen, sind in der *Abbildung 8.1* dargstellt und werden in
Folgenden näher erläutert.

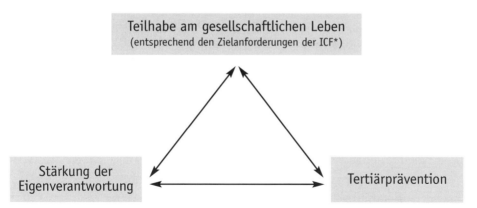

Abb. 8.1 Zielanforderungen, aus: Hammelbeck U., S. 27, Abb. 10: Physiotherapeutische Nachsorge für Erwachsenen nach Skolioserehabilitation – Eine Konzeptentwicklung. Bachelorarbeit im Studiengang Physiotherapie/Ergotherapie an der Fachhochschule Osnabrück, Februar 2007.
* ICF (Internationale Klassifikation der Funktionsfähigkeit, Behinderung und Gesundheit)

8.2.1 Zielanforderung: Stärkung der Eigenverantwortung

Im SGB IX wird der einzelne Mensch als selbstbestimmte Persönlichkeit in den Vordergrund der Rehabilitation gestellt. Dieser Aspekt ist für den ganzen Rehabilitationsprozess förderlich, da insbesondere bei der Nachsorge die Eigenverantwortung des Patienten zur Optimierung der Rehabilitationsmaßnahme betont wird (Köpke 2005).

Bei einem skoliosespezifischem Nachsorgekonzept sollte das Prinzip „handeln statt behandeln" im Vordergrund stehen, mit dem Ziel die Gesundheitsangebote aus der Rehabilitation integrativ in die individuellen Aktivitäten des persönlichen und beruflichen Alltags des Patienten umzusetzen. Hansmeier (2000) führt an, dass durch nachsorgende Angebote eine Stärkung der persönlichen Kompetenz erfolgt. Die Betroffenen erhalten im Alltag mit dem Nachsorgekonzept nach der Skolioserehabilitation Unterstützung in einer Gruppe von Gleichgesinnten. Dieser soziale Rückhalt stärkt die Motivation. Der Austausch mit Menschen, die sich in einer ähnlichen Situation befinden, könnte dazu beitragen, dass die Patienten sich eher zu gesundheitsförderlichem Verhalten ermutigt fühlen.

Laut Borgetto (2002) sollen die Patienten mit Hilfe des Funktionstrainings beim Krankheitsbild Rheuma „... sowohl in objektiver als auch in subjektiver Hinsicht in der Lage sein, diese Übungen durchzuführen." Diese Forderung kann auch auf Patienten mit Skoliose übertragen werden, weil ebenfalls eine chronische Erkrankung der Bewegungsorgane vorliegt, die von Progredienz bedroht sein kann. Auch die BAR (2006) sieht im Funktionstraining „Hilfe zur Selbsthilfe", die den Patienten befähigt, eventuelle Veränderungen bezüglich des Lebensstils und des Verhaltens besser in die persönliche Lebenswelt zu transferieren. Dieses Empowerment ist für die Betroffen ein wichtiger psychologischer Aspekt. Die Bertoffenen fühlen sich der Skoliose nicht hilflos ausgeliefert, sondern nehmen im Idealfall die Krankheit an und üben selbst einen positiven Effekt auf Krankheitsverlauf und Lebensqualität aus. Borgetto (2002) führt dazu an, dass das Vorhandensein von internalen gesundheitlichen Kontrollüberzeugungen (*health locus of control*) hilfreich ist für die Krankheitsbewältigung.

8.2.2 Zielanforderung: Tertiärprävention

Die BAR (2006) hebt in ihrer Schriftenreihe „Arbeitshilfe für die Rehabilitation und Teilhabe von Menschen mit Erkrankungen der Bewegungsorgane" hervor, dass bei Skoliosen degenerative Sekundärschäden zu berücksichtigen sind. Durch die Teilnahme an einem ambulanten physiotherapeutischen Nachsorgekonzept nach Skolioserehabilitation kann in den Bereichen Atmung, Herz-Kreislauf-Funktion, Rumpfbeweglichkeit und -koordination einer Befundverschlechterung und dem Auftreten von Schmerzen entgegengewirkt werden. Eine weitere Zunahme von Beeinträchtigungen soll verhindert werden, oder es sollen eben diese verbessert werden. Dieses Konzept unterstützt demgemäß die Hilfe zur Selbsthilfe im Rahmen der tertiären Prävention. Möglicherweise können die Teilnehmer eine so gute Unterstützung erfahren, dass sich ihre Lebensqualität verbessert und sich dadurch die Zeitabstände zwischen den Rehabilitationsmaßnahmen verlängern.

8.2.3 Zielanforderung: Teilhabe am gesellschaftlichen Leben

Mit Hilfe eines ambulanten Nachsorgekonzeptes für Erwachsene nach Skolioserehabilitation werden die betroffenen Menschen durch Stärkung der Eigenverantwortung in die Lage versetzt, nach Möglichkeit dauerhaft und selbstbestimmt an Aktivitäten und Lebensbereichen im Alltag teilhaben zu können. Dieses bedeutet für Berufstätige eine Aufrechterhaltung der Erwerbstätigkeit. Die Teilnehmer des Konzeptes sollen entsprechend den Vorgaben und Zielen der ICF* langfristig in die Gesellschaft eingegliedert werden (BAR 2006).

---

* ICF (Internationale Klassifikation der Funktionsfähigkeit, Behinderung und Gesundheit)

8.3 Grundlagen des Skoliose-Funktionstrainings

8.3.1 Implementierung des Skoliose-Funktionstrainings

Ein skoliosespezifisches Nachsorgekonzept nach Skolioserehabilitation oder ambulanter Physiotherapie kann unter den geltenden Rahmenbedingungen des Funktionstrainings implementiert werden, weil sich für dieses Klientel mit einer chronischen Erkrankung und den sich daraus ergebenen sekundären Funktionseinschränkungen Ziele und Inhalte des Funktionstrainings besonders gut eignen. Auch die BAR zählt das Krankheitsbild der Skoliose ebenso wie z.B. Morbus Bechterew oder Osteoporose zu den Erkrankungen der Bewegungsorgane (BAR 2006). Weil es für diese beiden Krankheitsbilder Morbus Bechterew und Osteoporose, ebenso wie für andere Erkrankungen des Bewegungsapparates bereits indikationsspezifische Funktionstrainingsgruppen gibt, die sich flächendeckend etabliert haben (BAR 2006), bietet sich für unseren Indikationsbereich ebenfalls eine indikationsspezifische Nachsorge in Form eines Skoliose-Funktionstrainings an. Mit seiner Hilfe erhalten die Teilnehmer die Möglichkeit, die in der Rehabilitationsmaßnahme erlernten befundgerechten, skoliosespezifischen Korrekturübungen im Alltag fortzuführen bzw. auszubauen. Damit soll einer weiteren Krümmungszunahme und skolioseabhängigen Schmerzzuständen entgegengewirkt werden. Über Wahrnehmungs- und Motivationsschulung werden die Teilnehmer zum anhaltenden Therapiemanagement zu Hause befähigt. Dabei stellt die Körperwahrnehmung die Basis für das korrekte Eigentraining dar.

Die Teilnehmer werden ermutigt, ihre Gesundheit zur eigenen Sache zu erklären. Im Idealfall erfolgt, ähnlich wie in der Rückenschule, ein Wandel in der persönlichen Lebensgestaltung (Höfling 1992).

Im Gegensatz zu den Verordnungen für Physiotherapie belastet die Verordnung für Funktionstraining nicht das Heilmittelbudget des behandelnden niedergelassenen Arztes, weil es eine ergänzende Leistung zur Rehabilitation darstellt! Auch der Arzt in der jeweiligen Rehabilitationseinrichtung könnte diese Maßnahme veranlassen.

8.3.2 Gesetzliche Grundlagen von Rehabilitationssport und Funktionstraining und ihre Abgrenzung

Im § 15 Abs. 3 SGB VI (Sechstes Sozialgesetzbuch/Gesetzliche Rentenversicherung) wird festgelegt, dass eine Rehabilitationsmaßnahme nicht auf einen festgelegten Zeitrahmen beschränkt ist, sondern flexibel gestaltet werden kann (Köpke

2005). Somit können Leistungen länger als in der jeweiligen Rehabilitationsmaßnahme erbracht werden, um das Ziel der Rehabilitation zu erreichen.
Gemäß dieser Vorgabe werden Funktionstraining und Rehabilitationssport als
ergänzende Leistungen gemäß § 28 SGB VI in Verbindung mit §44 Absatz. 1
Nr. 3 und 4 SGB IX (Neuntes Sozialgesetzbuch/Rehabilitation und Teilhabe behinderter Menschen) von den Rehabilitationsträgern erbracht, um das Ziel der
Rehabilitation zu erreichen oder zu sichern (BAR 2006).

Nach Beratungen auf der Ebene der BAR wurde von den Rehabilitationsträgern
eine Rahmenvereinbarung über den Rehasport und das Funktionstraining am
1. Oktober 2003 verabschiedet, um sicherzustellen, dass diese Angebote als
ergänzende Maßnahmen nach einheitlichen Kriterien erbracht und gefördert
werden. Am 01. Januar 2007 ist eine neue Rahmenvereinbarung Rehabilitationssport und Funktionstraining mit geringfügigen Änderungen zum Leistungsum-
fang als bundesweite und trägerübergreifende Grundlage für die Umsetzung vor
Ort in Kraft getreten. In der Vereinbarung werden die Inhalte dieser therapeutischen Maßnahmen genau festgelegt. Rehabilitationssport verfolgt andere Ziele,
Zwecke und Inhalte als das Funktionstraining und erfordert aus diesem Grund
andere personelle Voraussetzungen. In der Rahmenvereinbarung wird für das
Funktionstraining festgehalten, dass für die Leitung der Funktionstrainingsgruppen insbesondere Physiotherapeuten mit speziellen Erfahrungen und spezieller
Fortbildung Betracht kommen.

Besonders bei Erkrankungen sowie Funktionseinschränkungen der Stütz- und
Bewegungsorgane kann das Funktionstraining eine sinnvolle Maßnahme darstellen (BAR 2006). Bei einem skoliosespezifischem Nachsorgekonzept versteht es
sich von selbst, dass diese Maßnahme nur von zertifizierten Physiotherapeuten
durchgeführt wird, die eine spezielle Zusatzausbildung in der Skoliosebehandlung nach den neusten evidenzbasierten Kriterien erworben haben.

8.3.3 Struktur und Dauer der einzelnen Übungseinheiten

Die Dauer einer Kurseinheit sollte mindestens 60 Minuten betragen *(Abb. 8.2)*
damit eine umfassende physiotherapeutische Gruppenbehandlung durchgeführt
werden kann. Denkbar wären auch ambulante dreitägige Intensiveinheiten mit je
drei 90 min. Übungseinheiten, wie sie mittlerweile in der Rehabilitation von
Kindern und Jugendlichen mit Skoliose als Ersatz für die mehrwöchigen stationären Maßnahmen angeboten werden.

Jede Übungseinheit könnte eine Gliederung in drei Teile aufweisen. Das Warm-
up soll den kardiopulmonalen Funktionseinschränkungen entgegenwirken. Im

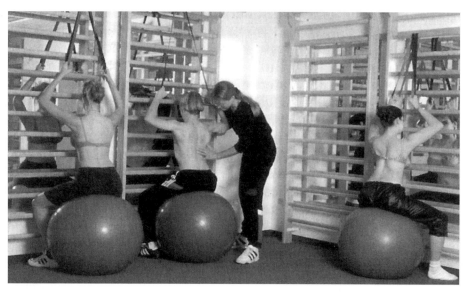

Abb. 8.2 Beispiel für eine Gruppenbehandlung, modifiziert nach : Weiß 2000, S. S.95.

Hauptteil, der zeitlich die größte Gewichtung erhalten würde, soll durch die skoliosespezifischen Übungen eine weitere Krümmungszunahme und daraus resultierende sekundäre Funktionseinschränkungen vermieden werden. Hier steht die Hinführung zur selbstständigen Ausführung der Übungen im Vordergrund. Im abschließenden Teil sollten Übungen zur Körperwahrnehmung in Verbindung mit Entspannung im Fokus stehen, da Skoliosepatienten mit ausgeprägten Krümmungen aufgrund ihrer ungünstigen statischen Verhältnisse Verspannungen im Bereich der Rückenmuskulatur sowie Schmerzustände aufweisen können. Das Nachsorgeprogramm findet einmal wöchentlich statt, oder, wenn möglich, in dreitägigen Einheiten. Somit haben die Teilnehmer ausreichend Zeit, das Gelernte in den Alltag zu transferieren.

8.3.4 Gruppenleitung

Durch die vorausgegangene Rehabilitationsmaßnahme des Nachsorgekonzeptes mit skoliose-spezifischer Physiotherapie oder ambulanter Physiotherapie ist eine Zusatzqualifikation der Gruppenleitung mit dreidimensionaler Skoliosetherapie und/oder „Best-Practice-Programm" eine unabdingbare Vorraussetzung. Schöning (2001) fordert grundsätzlich für die physiotherapeutische Behandlung von Skoliosen, dass aufgrund der strukturellen Schädigung mit drohenden sekundären Funktionseinschränkungen und der Gefahr der Progredienz ein fachkundiger Physiotherapeut eine zielgerichtete problem- und patientenorientierte Therapie durchführen muss. Zusätzlich ist für dieses Nachsorgekonzept eine Ausbildung als Rückenschullehrer oder andere besondere Kenntnisse und Erfahrungen in der pädagogischen und physiotherapeutischen Führung von Gruppen (z.B. Zusatzqualifikation für Funktionstraining Rheuma) elementar für die Gruppenleitung. Zur optimalen Zusammenarbeit mit den Gruppenteilnehmern muss der Gruppenleiter in der Lage sein, sich in die Gruppe zu integrieren. Der Umgang mit den Teilnehmern verlangt vom Physiotherapeuten innere Übereinstimmung, Empathie, Achtung und Anerkennung (Erhardt 2006). Der Gruppenleiter ist die Instanz für ein Feedback und gibt den Teilnehmern die nötige Unterstützung zum eigenen Üben. Dabei muss der Gruppenleiter glaubhaft vermitteln, dass mit dem regelmäßigen Heimprogramm ein positiver Effekt auf den Verlauf der Skoliose und die Lebensqualität erzielt werden kann. Er spielt somit auch eine wichtige Rolle als Motivators der Gruppe.

Damit die Lernatmosphäre entspannt ist, dürfen die Teilnehmer weder über- noch unterfordert werden. Es ist eine anspruchsvolle Aufgabe, im Rahmen der realistischen Möglichkeiten individuelle Förderung einfließen zu lassen und dabei den Überblick über die Gruppe zu bewahren (Wottke, 2004).

8.3.5 Gruppengröße und Gruppengefüge

An einer Nachsorge-Gruppe sollten höchstens 8–10 Personen teilnehmen, damit eine optimale Betreuung der Patienten bei den komplexen skoliosespezifischen Korrekturübungen gewährleistet ist. Auch wenn die Patienten ihre Übungen kennen, benötigen sie Unterstützung durch z.B. Atemreizgriffe und individuelle Nachkorrekturen durch den Gruppenleiter. Weil es mehr Freude bereitet, in einer größeren Runde zu üben und gruppendynamische Synergien besser zur Entfaltung kommen, sollte die Teilnehmerzahl sechs Personen nicht unterschreiten.

Es kann mit gemischten Gruppen gearbeitet werden, wobei der Frauenanteil überwiegen wird, weil das weibliche Geschlecht bei ausgeprägten Skoliosen im Verhältnis 4:1 häufiger betroffen ist.

8.3.6 Beginn, Dauer und Vergütung des Nachsorgekonzeptes

Laut Köpke (2004 b) führt die Nachsorge zum besten Erfolg, wenn die Maßnahme im nahtlosen Übergang direkt nach der Rehabilitationsmaßnahme einsetzt. Er kommt daher zu der Einschätzung, dass direkt im Anschluss an die Rehabilitationsmaßnahme die Motivation zur Teilnahme für nachsorgende Aktivitäten am besten ist (2004 b). Somit ist es sinnvoll, dass die Patienten unmittelbar nach der Rehabilitationsmaßnahme oder nach erfolgter ambulanter Physiotherapie in das Nachsorgekonzept einsteigen. Dies ist möglich, da die Teilnehmer ihre skoliosespezifischen Korrekturübungen, die in der Nachsorge gefestigt werden sollen, aus der Rehabilitationsmaßnahme oder aus der physiotherapeutischen Praxis bereits kennen.

Das Skoliose-Funktionstraining sollte auf den Zeitraum von einem Jahr konzipiert werden, um den Betroffenen aufgrund der drohenden Krümmungsprogredienz nach der Rehabilitation eine konstante Begleitung im Alltag über einen längeren Zeitraum zu ermöglichen. Die Patienten sollten nach Ablauf dieser Zeit selber in der Lage sein, die Übungen regelmäßig zu Hause durchzuführen.

Die Maßnahme könnte, falls dieses aus medizinischer Sicht erforderlich ist, verlängert werden. Einige Patienten erklären sich möglicherweise bereit, das Angebot nach 12 Monaten auf eigene Kosten fortzuführen. Falls von den Patienten ein entsprechendes Interesse geäußert wird, könnten Refresher-Wochenenden geplant werden.

Die Vergütung für die Teilnahme an dem Funktionstraining muss zwischen den Bundes- bzw. Landesorganisationen der Träger der Funktionstrainingsgruppen und dem Rehabilitationsträger vertraglich vereinbart werden.

Zusammenfassung

Eine skoliosespezifisches physiotherapeutisches Nachsorgekonzept für Erwachsene nach Skolioserehabilitation oder erfolgter ambulanter Physiotherapie würde einen wichtigen Beitrag zur Sicherung des Rehabilitationserfolges darstellen, weil es für diesen Indikationsbereich bislang kein indikationsspezifisches Funktionstraining gibt und darüber hinaus die Verordnungsanzahl für Physiotherapie seit Einführung des Heilmittelkataloges 2004 drastisch reduziert wurde.

Die Betroffenen könnten im Alltag eigenverantwortlich zu einer dauerhaften Verbesserung des Gesundheitszustandes, ihrer Aktivitäten und Partizipation beitragen. Hierbei erscheint eine Überprüfung der Wirksamkeit der nachsorgenden Maßnahme sinnvoll. Es ist kritisch zu hinterfragen, ob die Teilnehmer nach Ablauf eines Jahres tatsächlich regelmäßig ihr Übungsprogramm zu Hause absolvieren. Wenn aber die Betroffenen im Nachsorgekonzept ein Empowerment erfahren und sich die Lebensqualität der Skoliosepatienten verbessert, ist die Annahme berechtigt, dass ein tatsächlicher Wandel in der persönlichen Lebensgestaltung eintritt. Dieser kann dazuführen, dass die Betroffenen selbstständig ihr physiotherapeutisches Therapieprogramm zu Hause managen und später vielleicht bereit sind, als Selbstzahler weiterhin an einer nachsorgenden Maßnahme oder an entsprechenden Refresher-Wochenenden teilzunehmen. Diese Hilfe zur Selbsthilfe im Bereich der tertiären Prävention kann sich in weniger Krankheitstagen und einer längeren Aufrechterhaltung der Erwerbsfähigkeit auswirken. Dadurch könnten sich die Abstände zwischen den Rehabilitationsmaßnahmen verlängern. Diese Aspekte sind ist in Zeiten von gesundheits- und rentenpolitischen Sparzwängen von enormer Bedeutung.

Ein Skoliosespezifisches Funktionstraining kann und soll keine physiotherapeutische Einzelbehandlung ersetzen, z.B. bei Schmerzen. Da die Skoliosepatienten aber in den Rehabilitationsmaßnahmen an vielen Gruppenangeboten teilnehmen und auch aus der ambulanten Physiotherapie ihre Übungen kennen, würde es einen optimalen Anknüpfungspunkt zur jeweiligen Rehabilitationsmaßnahme im wiedereinkehrenden Alltag darstellen.

Kinder und Jugendliche sind bewusst von diesem Konzept ausgeschlossen, weil bedingt durch das Wirbelsäulenwachstum, die Gefahr der Krümmungsprogredienz höher ist als bei Erwachsenen und aus diesem Grund, ebenso wie bei einer eventuell bestehenden Korsettversorgung, andere Ausgangsvoraussetzungen bestehen.

Mit Einführung des letzten ärztlichen Heilmittelkataloges ist auch für Kinder und Jugendliche die Verordnungsmenge für Physiotherapie von 30 auf 6 Behandlungen pro Quartal reduziert worden. Somit ist die Entwicklung eines Konzeptes auch für diese Patientengruppe, zusätzlich zur physiotherapeutische Einzelbehandlung, eine sinnvolle Maßnahme. Hier müssten insbesondere die drohende Progredienz, der Bewegungsdrang, die Compliance bezüglich einer bestehenden Korsettversorgung und die Problematik des eigenverantwortlichen Therapiemanagements zu Hause im Vordergrund stehen.

Neuerdings gibt es für Kinder und Jugendliche dreitägige Intensivrehakonzepte, die von den privaten Krankenversicherungen finanziert werden. Leider zeigen bislang die gesetzlichen Krankenversicherungen wenig Interesse an dieser wesentlich kostengünstigeren Variante.

Die erwachsenen Skoliosepatienten erhielten mit Hilfe eines indikationsspezifischen Nachsorgekonzept im persönlichen Alltag, der mit individuellen Aufgaben und Anforderungen verbunden ist, die Möglichkeit, weiter eigene Schritte in Richtung Krankheitsbewältigung zu unternehmen. Eine Vorraussetzung dafür ist, dass systematische Nachsorge integraler Bestandteil des Rehabilitationsprozesses wird. Hierzu ist ein Umdenken sowohl bei den Akteuren des Rehabilitationssystems, als auch bei einem Teil der Rehabilitanden nötig. So könnten die Chancen, die das deutsche Rehabilitationssystem bereithält, optimal ausgeschöpft werden.

Um die Übertragung der in der stationären Rehabilitation möglicherweise erworbenen Fähigkeiten und Fertigkeiten in den Alltag zu fördern, wäre gar zu überprüfen, ob man nicht die stationäre Rehabilitationsmaßnahme auf 14 Tage begrenzt, um fließend in das Nachsorgekonzept überzugehen, was möglicherweise effektiver und Ressourcen schonender sein könnte. Nachdem die Wirksamkeit stationärer Rehabilitationsmaßnahmen insgesamt in Frage gestellt worden ist (Yilmaz & Kozikoglu 2010), wäre auch zu prüfen, ob das kontinuierliche Konzept des Funktionstrainings oder auch das Funktionstraining im Rahmen der 3-Tages-Programme in vielen Fällen eine stationäre Rehabilitationsmaßnahme nicht überflüssig macht.

Literatur zu Kap. 8

Borgetto, B.: Gutachten. Hilfe zu Selbsthilfe durch Funktionstraining für chronisch rheumakranke Menschen-Voraussetzungen, Grenzen und Möglichkeiten. Freiburg, 2002 Internetseite:www.rheuma-liga.de/uploads/150/Gutachten_Borgetto_Funktionstraining.pdf; letzter Zugriff am 19.12.06

Bundesarbeitsgemeinschaft für Rehabilitation (Hrsg.): Arbeitshilfe für die Rehabilitation und Teilhabe von Menschen mit Erkrankungen der Bewegungsorgane (rheumatische Erkrankungen). Schriftenreihe. Heft 5. Frankfurt, 2006

Erhardt T.: Effekte einer tertiären Präventionsmaßnahme bei chronischen Lumbalgiepatienten in Bezug auf Schmerzveränderung und Schmerzbewältigung. Dissertationsarbeit zur Erlangung des akademischen Grades eines Doktors der Philosophie / eines Doktors der Naturwissenschaften. Landau, 2006-12-21. Internetseite: http://deposit.ddb.de/cgi-bin/dokserv?idn=981356176&dok_var=d1&dok_ext=pdf&filename=981356176.pdf, letzter Zugriff am 28.01.07

Hansmeier T., Karoff M.: Partizipation von chronisch Kranken und Behinderten am Erwerbsleben. In: Bengel J, Koch U. (Hrsg.).: Grundlagen der Rehabilitationswissenschaften. Themen, Strategien und Methoden der Rehabilitationsforschung. Springer Verlag. Berlin, 2000

Höfling S.: Compliance in der Rückenschulpraxis. In: Höfling S.(Hrsg.), Kaisser P.J.: Orthopädische Rückenschule. Interdisziplinär. Springer-Verlag. Berlin, 1992

Jäckel W.H., Gerdes N.: Verstetigung des Rehabilitationserfolges – Was kann Nachsorge leisten? Referat auf dem Reha-Forum der Bundesversicherungsanstalt für Angestellte am 21./22. Februar 2005, Berlin: Bfa, 2005

Klosterhuis H, Gross B., Winnefeld M..: Erfolgreiche Rehabilitation braucht Nachsorge und Selbsthilfe – ihr Stellenwert in der Rehabilitation der Bundesversicherungsanstalt für Angestellte (BfA) In: DAG SHG / selbsthilfejahrbuch 2002/ S. 90–100. Internetseite: www.nakos.de/site/data/Klosterhuis_shgjb2002.pdf, letzter download am 17.12.06

Köpke K.-H.: Aufwerten, Ausbauen und systematisieren – Eine Analyse von Situation, Reformbedarf und innovativen Projekten zur Nachsorge in der Rehabilitation der Rentenversicherung. In: Rehabilitation 2005; 44: S.: 344–352; Thieme Verlag KG, Stuttgart 2005 15

Köpke K-H., 2004 b: Nachsorge in der Rehabilitation. Eine Studie zur Optimierung von Reha-Leistungen in der gesetzlichen Rentenversicherung. Lübeck/Hamburg 2004. Internetseite: http://www.degemed.de/pdf/Studie_koepke.pdf, letzter download am 19.12.06 Internetseite: www.dedemed.de/info/info.html, letzter Download am: 17.12.06

Köpke K.-H.: Wirksame Rehabilitation durch systematische Nachsorge. In: Soziale Sicherheit 2004a; 53 (7) : S.: 233–238, Frankfurt

Reichelt A (Hrsg.): Orthopädie. Steinkopff-Verlag. Darmstadt, 2000

Repschläger U.: Neue Heilmittelrichtlinien im Eilverfahren. In: Physiotherapie 1/2004; S.12–15, Zeitschrift des IFK e.V. Bochum, 2004

Schöning N.: Die Bedeutung des Kurssystems zur Dreidimensionalen Skoliosebehandlung nach Katharina Schroth und der Klinik für die ambulante Patientenversorgung. Vortrag zum 8. Bad Sobernheimer Skoliose-Workshop am 31. März 2001

Verband Deutscher Rentenversicherungsträger: Rahmenkonzept zur Nachsorge vom 11. Oktober 2001. Internetseite: http://www.deutsche_rentenversicherung-bund.de/ nn_10430/SharedDocs/de/Inhalt/Zielgruppen/01_sozialmedizin_forschung/05_konzepte_systemfragen/dateianh_C3_A4nge/rahmenkonzept_nachsorge-html, letzter Zugriff am 20.01.2007

Weiß H.-R.: Skolioserehabilitation. Qualitätssicherung und Patientenmanagement. Thieme Verlag. Stuttgart, 2000

Weiß H.-R., Rigo M.: Befundgerechte Physiotherapie bei Skoliose. Pflaum Verlag. München 2001

Yilmaz H. & Kozikoglu L.: Inpatient rehabilitation - A systematic Pub Med review. The Internet Journal of Rehabilitation. 2010 Volume 1 Number 1

9 Die Bedeutung der Neuralstrukturen für die Behandlung der idiopatischen Skoliose

Elisabete Santos Leal

Die Ätiologie der Skoliose bleibt weiterhin ungeklärt. Auch wenn aktuell den genetischen Theorien der Vorzug gegeben wird, spricht doch einiges für die Beteiligung der Neuralstrukturen an der Entstehung der Skoliose. Nachdem im MRT bei idiopatischen Skoliosepatienten (Winnie CW Chu et al. 2008) keine Anzeichen für Vernarbungen oder andere strukturelle Einklemmungen von Neuralstrukturen gefunden worden sind, hat das Konzept des „functional tethering" auch hier Einzug erhalten.

Die idiopathische Skoliose imponiert mit einer dreidimensionalen Abweichung der Wirbelsäulenstatik. In der Tat lassen sich die Seitverbiegung und die Rotation durch konservative Behandlungsmaßnahmen relativ leicht beeinflussen, die Abweichungen der Sagittalebene, vor allem der thorakale Flachrücken, verbleiben aber nicht selten als Residuum.

Führt man spezifische neurale Mobilitätstests mit Skoliosepatienten durch, sind einige periphere Nerven hinsichtlich ihrer Gleitfähigkeit eingeschränkt. Die Verbesserung der Gleitfähigkeit besagter neuraler Strukturen bietet möglicherweise einen Schlüssel für die effektive Korrektur der Rumpfabschnitte im Rahmen der konservativen Skoliosebehandlung.

Die Mobilisierung von in ihrer Beweglichkeit beeinträchtigten Neuralstrukturen soll eine Ergänzung zur spezifischen dreidimensionalen Skoliosekorrektur sein und in „teilfixierten Abschnitten" sogar neue Mobilität ermöglichen, sofern die verformten Wirbelsäulensegmente dies noch erlauben.

Zunächst soll jedoch die folgende Frage erörtert werden: Wie kann die neurale Struktur überhaupt eine Bewegung limitieren? Um diese Frage zu beantworten, muss man sich den funktionellen Zusammenhang der Neuralstruktur und ihre Einbettung vor Augen führen. Von Wichtigkeit sind hierbei nicht nur der Nervenverlauf selbst, sondern auch die biomechanischen Gegebenheiten und der Verlauf des Nerven bezüglich der Gelenkbewegungsachsen.

9.1 Funktionelle Neuroanatomie

Um den Aufbau der peripheren Nerven einfacher vermitteln zu können, greifen wir hier auf den Vergleich mit einem mehrpoligen Stromkabel zurück *(Abb. 9.1)*. Mit seinen stromleitenden Fasern aus Kupfer (Axone) leitet es die Befehle aus der

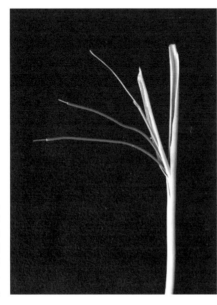

Abb. 9.1
Peripherer Nerv (vereinfachte Darstellung) mit leitenden Fasern und Bindegewebshüllen.

Zentrale mittels Aktionspotentialen in die Peripherie. Des Weiteren besitzt der Nerv verschiedene Bindegewebsschichten als Hüllen, um die Isolierung und Weiterleitung solcher Potentiale zu gewährleisten. Diese Bindegewebshüllen sind um das Axon gewickelt (manchmal in mehreren Schichten) und können so vor äußeren Einflussfaktoren (z.B. Stöße, Stichverletzungen oder gar chemische Komponenten) schützen. Das gesamte Faserbündel wiederum wird erneut von einer Bindegewebshülle umhüllt (Sunderland 1978), die genauso wie bei unserem Stromkabel die äußere Hülle bildet. Die innere leitfähige Faser

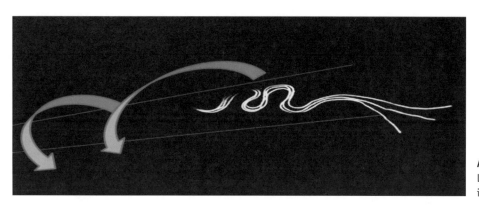

Abb. 9.2
Leitende Faser
in ihren Verlauf.

besitzt schon eine gewisse Bewegungsreserve. Zwar verläuft der Nerv selbst, gut geschützt vom Ursprungsort bis zum Erfolgsorgan, ohne nennenswerte Umwege durch den Organismus, dafür legt die einzelne Faser die Strecke wellenförmig zurück (Sunderland 1978) *(Abb. 9.2)*. Die Ausprägung der Welle wird genetisch festgelegt und scheint unterschiedlich auszufallen, je nachdem, um welchen peripheren Nerven es sich handelt.

Durch diesen Mechanismus erreicht die Natur eine Materialeinsparung des Hüllengewebes bei relativ großer Länge der leitfähigen Fasern. Eine ökonomische Bauweise ist wegen der Gewichtseinsparung energetisch sinnvoll und bietet der Bewegung zunächst kein großes Hindernis. Bei einer endgradigen Bewegung gerät die Neuralstruktur an ihre natürlichen Grenzen. Diese sind dann erreicht, wenn sich die inneren Fasern strecken (Bragard 1929, Butler 1989). Der Aufbau der die Nerven umgebenden Bindegewebshüllen ist bis heute noch nicht vollständig geklärt. Wir wissen, dass sie ein feines Kapillarnetz besitzen (Lunborg 1975/1988), das wohl ihrer Versorgung dient, und dass sie vom sogenannten Nervus nervosum sensibel innerviert werden (Hromada 1963, Bove u. Light 1997).

Dem neuralen System wird die Rekrutierung bestimmter Schutzspannungsmuster zugesprochen (Bragard1929, McLellan u. Swash 1976, Zöch et al. 1989), eingeleitet wohl durch dessen Autosensibilität oder durch kapillare Minderdurchblutung (Lunborg 1988). Zu beobachten ist das Auftreten einer Schutzspannung bei endgradigen Nervenbewegungen oder bei Bewegungseinstellungen, die länger gehalten werden (Lunborg u. Rydevik 1973, Ogata u. Naito 1986, Sunderland u. Bradley 1961), wobei in ihrer Beweglichkeit beeinträchtigte neurale Strukturen ihrerseits Gelenksfunktionen zu beeinträchtigen vermögen (Quintner u. Elvey 1991, Owen et al. 1994, Göeken u. Hof 1994, Hall et al. 1995, Hall 1996, Van der Heide et al. 1999). Bekannt ist, dass die neuralen

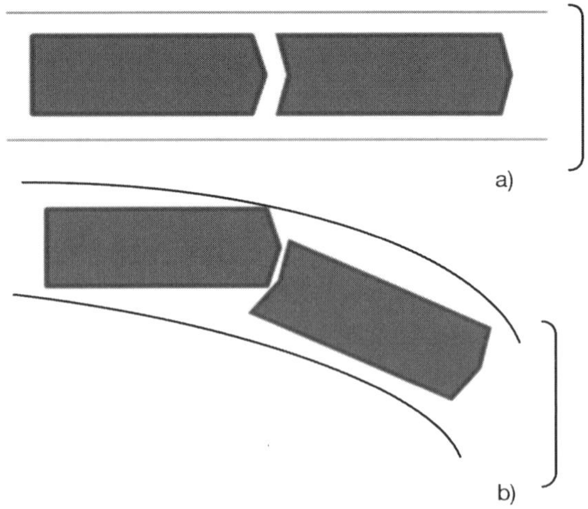

Abb. 9.3
Bewegung der Neuralstruktur.
a) Röhrenknochen mit einem Gelenk und direkt oberhalb und unterhalb verlaufenden Neuralstrukturen.
b) Gleiche Strukturen nach einer angulären Gelenkbewegung sowie oberhalb Tension der Neuralstuktur und unterhalb Entspannung der Tension.

Hüllen miteinander in Verbindung stehen – und zwar bis hin zu den Hirnhäuten – und dass sie ein bestimmtes Gleitverhalten aufweisen (Butler 1989, Elvey 1997). So sind sie in der Lage, in sich selbst und auch in Relation zum umliegenden Gewebe zu gleiten und sich so den motorischen Bewegungsmöglichkeiten anzupassen. Das reine Gelenkgleiten mit seiner geringen Bewegungsamplitude kann die Bewegungen der begleitenden Nerven nicht hinreichend abbilden *(Abb. 9.3)*. Je nachdem, wie der Nerv zur Bewegungsachse des Gelenks verläuft, erfährt er eine relative Annäherung oder eine relative Verlängerung (Elvey 1988, Kleinrensink et al 1995).

Auf dem oberen Thorax liegt der Schultergürtel auf. Dessen Stellung wird in der Skoliosebehandlung oft nicht ausreichend beachtet. Dabei sind die von oben betrachteten Winkel für die „normalen" Verläufe/Positionierungen von Neuralstrukturen, Ösophagus und Gefäßen essentiell *(Abb. 9.4)*. Manche Autoren sprechen in dieser Region sogar von einer anatomische Enge, insbesondere für die neuralen Strukturen („Thoracic Outlet Syndrom" oder mit Gefäßbeteiligung „Thoracic Inlet Syndrom").
In direkter Verbindung hierzu steht die beim Skoliosepatienten i.d.R. steil gestellte oder sogar kyphosierte Halswirbelsäule. Hier liegt nämlich der Ursprung der Strukturen, die durch die oben genannten anatomischen Engpässe beeinflusst werden. Weiter kranial liegen die Kopfgelenke, die bei idiopathischer Skoliose fast immer in einer Beugefehlstellung liegen. Rotation und Lateralflexion

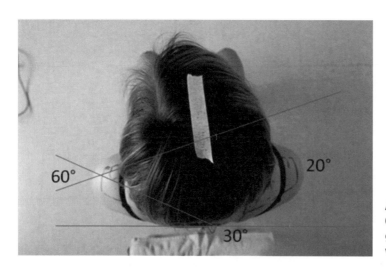

Abb. 9.4
Obere Schulter-
gürtel/Thorax-
winkel.

der Wirbelsäule sind bei der Entwicklung einer idiopathischen Skoliose anfänglich kaum sichtbar, aber die Sagittalebene ist schon sehr früh verändert, bei gleichzeitig schlechter Bewegungskoordination. Gut ermittelbar ist dies durch psychomotorische Tests wie Denver, MOT, KTK, LOSKF 18, um nur die bekanntesten zu nennen.

Die neuralen Strukturen haben bei der idiopathischen Skoliose einen anderen Verlauf als die Norm, und diese Veränderungen gehen mit den Abweichungen des sagittalen Profils einher.

Eine Fehlanlage in Bezug auf die Länge des Rückenmarks besteht offenbar nicht (CW Chu et al 2008). Das Rückenmark ist nicht verkürzt und reicht bei der idiopathischen Skoliose durch die Veränderung der Sagittalebene im Schnitt bis zur Höhe von L3. Das Rückenmark wird im Halswirbelsäulenabschnitt durch die relative Kyphosierung eben dort relativ verlängert. In der Brustwirbelsäule hat es bei Abflachung der physiologischen Kyphose eine kürzere Strecke zu durchlaufen. In der Lendenwirbelsäule bleibt es bei Abflachung der Lumballordose wiederum elongiert *(Abb. 9.5–9.6)*. Die physiologische S-Form der Wirbelsäule geht während der Skolioseentstehung sukzessive verloren, bis hin zur Umkehrung des Profils. Das Rückenmark verläuft dadurch in einem relativ verkürzten Spinalkanal und erscheint so relativ zu lang. Die Dehn-Tests für die neuralen Strukturen (Butler 1995, Schacklock 2008) geben uns Hinweise auf die Mobilität der getesteten Struktur und möglicherweise auf die zu wählenden Behandlungsansätze.

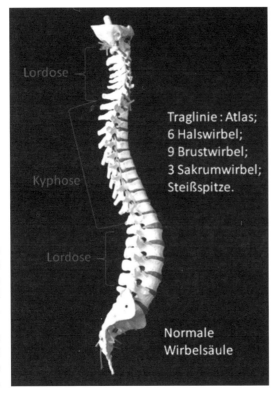
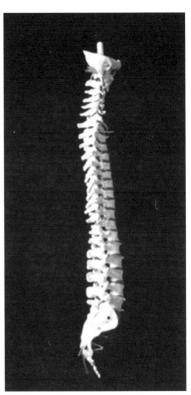

Traglinie : Atlas;
6 Halswirbel;
9 Brustwirbel;
3 Sakrumwirbel;
Steißspitze.

Normale
Wirbelsäule

**Links
Abb. 9.5**
Das normale
sagittale Profil
der Wirbelsäule.

**Rechts
Abb. 9.6**
Das skoliotische
sagittale Profil.

9.2 Therapietechniken

Um die verminderte Gleitfähigkeit wiederherzustellen, können verschiedene Techniken eingesetzt werden (Butler 1995, Schacklock 2008).

Am Anfang stehen rein passive Techniken, die vom Therapeuten ausgeführt werden. Danach kann die gleiche Technik assistiv und später auch aktiv durch den Patienten durchgeführt werden.

Zunächst erfolgt eine leichte Annäherung des Gewebes über eine anguläre Bewegung des von der Einschränkung betroffenen Gelenks, in submaximaler Dehnstellung mit kleiner Bewegungsamplitude. Dieses wird dann mit leichter Intensität und Amplitude wiederholt bewegt. Nach circa 20–30 Wiederholungen erfolgt ein Re-Test mit einem Vergleich der Endposition. Ist ein Längengewinn entstanden, soll die Technik weitergeführt werden.

Eine andere Vorgehensweise mobilisiert ohne Punctum fixum und entfernt Ansatz und Ursprung simultan voneinander in submaximaler Dehnstellung mit kleiner Bewegungsamplitude. Hierbei ist die Dosierung schwieriger, und bei Überdosierung der Mobilisation erzielt man keinen „Längengewinn" sondern eher einen „Längenverlust." Also ist die Bewegungsamplitude neu anzupassen (kleiner) und die Technik erneut auszuführen. Dies ist eine gute Technik für die spätere Phase der Behandlung, da sie den alltäglichen Bewegungen nahe kommt.

Eine weitere Technik ist der „Slider" (die sog. Zahnseidentechnik). Nach Testung erfolgt die submaximale Dehnstellung der Struktur, und während das eine Ende des Nerven gedehnt wird, erfolgt vom anderen Ende her eine Annäherung. Bildlich gesprochen ist es, als ob der Nerv ein Stück Zahnseide wäre, das wir in dem umliegenden Gewebe hin und her gleiten lassen.

9.3 Allgemeine Testung und Dokumentation der neuralen Struktur

Der *Adams Test (Abb. 9.7)*, der Klassiker bei der Skolioseinspektion, zeigt uns das Krümmungsmuster und erlaubt eine Messung der Rumpfrotation mittels Scoliometer. Zudem erlaubt er die Betrachtung der „flachen Stellen" im Wirbelsäulenverlauf sowie der allgemeinen Mobilität und die Dokumentation/Messung des Finger-Boden-Abstands.

Der Finger-Boden-Abstand (FBA) ist sicher die schnellste Art, die „Neuromobilität" zu testen und zu dokumentieren *(Abb. 9.8)*. Er erlaubt vor allem einen schnellen Re-Test in der Verlaufskontrolle. Leider lässt der Test sehr viele Ausweichmöglichkeiten zu. Die Werte sind nur miteinander vergleichbar, wenn die Testung immer auf die gleiche Weise durchgeführt wird. Daher müssen vor der Messung gewisse Einstellungen geprüft werden: Die Füße stehen geschlossen auf gleicher Höhe. Die Knie sind und bleiben beim Test immer gestreckt. Der Patient leitet die Flexion vom Kopf

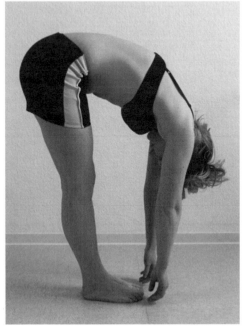

Abb. 9.7
Adams Test.

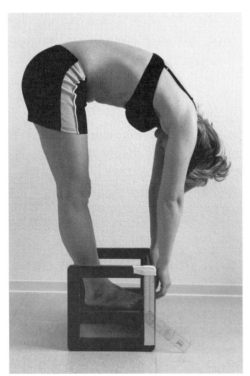

Abb. 9.8
Finger-Boden-
Abstand.

über Halswirbelsäule/Brustwirbel-
säule/Lendenwirbelsäule bis zur
Hüfte ein. Die Endposition wird
mindestens 5 Sekunden gehalten.
Erst dann erfolgt die Messung.

Bei normal mobilen Probanden liegt
die FBA-Messung zwischen 0 cm bis
3 cm oder drüber hinaus (komplete
Handfläche auf dem Boden).

Auch der Finger-Wand-Abstand
(Abb. 9.9) kann zur Messung der
Neuromobilität verwendet werden.
Die Messungen sind dem FBA vergleichbar, aber besser zu reprodu-
zieren, da die Patienten nicht mehr
ausweichen können. Diese Testung
der Allgemeinmobilität erinnert an
den *Slump-Test* des Nervus ischiadicus.

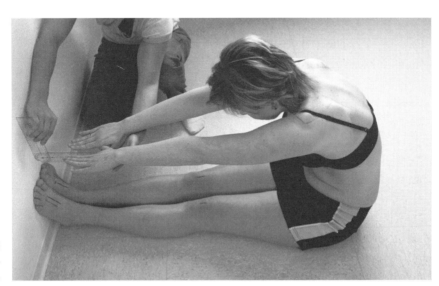

Abb. 9.9
Finger-Wand-
Abstand.

9.4 Testung und Dokumentation des Nervus ischiadicus

⇨ **Slump Test** *(Abb. 9.10–9.11)*

Zur Testung der dorsalen Kette (gesamter Rumpf mit Meningen + Nervus ischiadicus). Gemäß dem Gleitverhalten und der Lage der Neuralstrukturen zu den Bewegungsachsen, erzielen wir hier eine Gesamtspannung des Neuralsystems mit einem zusätzlichen Focus und zwar auf die hintere Beinkette (Butler 1995). Die Testung kann grundsätzlich aktiv (wie auf den Abbildungen), assistiv oder passiv erfolgen. Bei der passiven und assistiven Variante erhält der Therapeut Zusatzinformationen über Gegenspannung und Konsistenzveränderungen des Gewebes. Die Testung kann wie auf den Abbildungen mit einem oder beiden Beine erfolgen.

Der Patient sitzt auf einer stabilen Unterlage die Hände/Arme sind hinter dem Rücken verschränkt. Die Testung beginnt mit dem Zusammensacken des Rumpfes und der Beckenregion, danach maximal mögliche Halswirbelsäulenflexion, ohne die vorangegangene Einstellung zu verlieren. Die Flexion soll sich weiter über die gesamte Wirbelsäule ziehen. Die Wirbelsäulenabschnitte werden nacheinander eingestellt, nur solange die Einstellung nicht verloren geht, wohl wissend, dass jeder Abschnitt, der flektiert wird, die Tension erhöht. Danach erfolgen die Streckung des Knies und die Dorsalextension des oberen Sprunggelenks. Wobei hier zwecks der einfacheren Do-

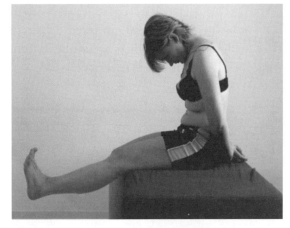

Abb. 9.10
Slump-Test mit
einem Bein.

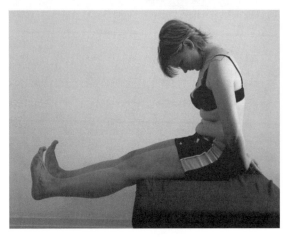

Abb. 9.11
Slump-Test mit
zwei Beinen.

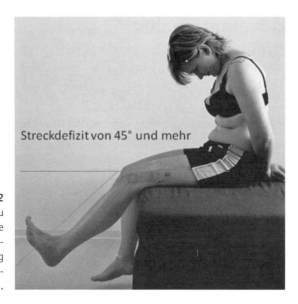

Streckdefizit von 45° und mehr

Abb. 9.12
Häufig zu beobachtende Bewegungs- einschränkung bei Skoliose- patienten.

kumentation die Reihenfolge der Gelenke getauscht werden darf. Ist das obere Sprungge- lenk maximal eingestellt (dor- sale Extension), brauchen wir nur die Kniestreckdefizite mittels einer einfachen Win- kelmessung zu dokumentie- ren.

Wie fällt dieser Test *(Abb. 9.12)* bei einer typischen Sko- liosepatientin aus? Die Ab- bildung zeigt eine vorbehan- delte Skoliose. Bei korrekter Testung, wie oben beschrie- ben, verbleibt in der Regel ein Streckdefizit zwischen 45–60° im Kniegelenk. Dies wird vor allem deutlich, wenn die Testung mit beiden Beinen ausgeführt wird, hier liegen die Werte eher bei 60–65°.

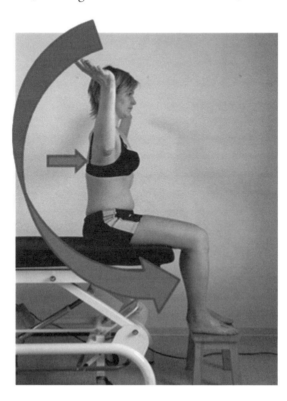

Abb. 9.13
Slump-Test in Kombination mit der Neurotension der oberen Extremitäten (Ausgans- stellungsbeispiel).

Bei der assistiven/passiven Testung fühlt man einen massiven Widerstand, im Sinne einer Schutzspannung, entweder bei der Slump Be- wegung selbst oder durch das Addieren der weiteren Kom- ponenten. Das System kann die Bewegung nicht schadlos überstehen und schützt sich vor übermäßiger Tension. Aber auch hier sind die Pa- tienten wahre „Künstler" und weichen der übermäßi- gen Tension meistens mit einem Verlust der Flexion in der Brustwirbelsäule aus. Dies geschieht ziemlich un- mittelbar nach Beginn der Gegenspannung im Beinbereich oder bereits vorher bei der Einstellung der HWS-Flexion. Gemäß den Prinzipien, dass die Bindegewebshüllen miteinander in Verbindung stehen, könnten wir sogar die Tension noch erhöhen, indem wir Armkomponenten mit hinzunehmen (Butler 1995). Dies ist vor allem bei gut vorbehandelten idiopathischen Skoliosen sinnvoll oder bei Schmerzpatienten. Für die durchschnittlichen idiopatischen Skoliosen ist es sicher nicht vonnöten *(Abb. 9.13 bis 9.14)*.

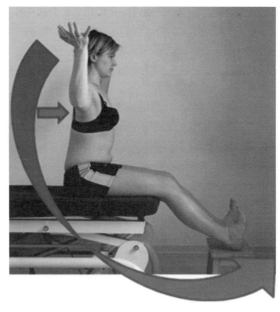

Abb. 9.14
Slump-Test in Kombination mit der Neurotension der oberen Extremitäten (Endstellung).

Die Testung bleibt gleich, unter späterer Hinzunahme von Tensionstechniken der Arme (hier am Beispiel einer mittleren Tensionseinstellung des Nervus Ulnaris). Die Rumpfeinstellung kann zu gunsten der Positionierung aller Extremitäten in eine submaximale Flexionseistellung gelassen werden.

Wichtig ist nur, dass die Einstellung nach wie vor sauber ausgeführt wird und dass dies bei der Dokumentation mit eine Fußnote vermerkt wird (für spätere Re-Tests).

Mit der Testung der Neuralstruktur suchen wir die aktuelle „Behandlungsposition". Sie ist dann erreicht, wenn der Patient immer an gleicher Stelle eine zu reproduzierende Gegenspannung einleitet oder sogar mit einem „Schutzshift" (Ausweichbewegung) erneut versucht, die Neuralstruktur zu nähern. Der Shift erfolgt fast immer an der BWS mit einem Flachrücken als Endresultat. Die „Behandlungsposition" sollte jetzt dokumentiert werden.

9.5 Therapiemaßnahmen für den Nervus ischiadicus

Je nach Ort der Bewegungsstörung, empfiehlt sich eher die Mobilisation der Neuralstruktur über die Extremität, über die Slump Bewegung oder direkt über einen Wirbelsäulenabschnitt. Die am Anfang stehende passive Mobilisation mit den beschriebenen Techniken gibt uns einen Eindruck von den Strukturen und ihren

Beeinflussungsmöglichkeiten. Fällt die Enscheidung zugunsten der Extremität, so erfolgt die Mobilisation genauso wie die Testung. Die dokumentierte Endstellung des Tests wird wieder eingenommen (aktuelle „Behandlungsposition"), und die Mobilisation erfolgt z.B. über das Knie bei circa 40° Flexion. Ein Re-Test zeigt durch den Vergleich, ob eine Verbesserung eingetreten ist. Wenn dies der Fall war, sollte die Technik wiederholt werden. Liegt die Problematik eher bei der Slump Bewegung selbst, so sollte diese passiv/assistiv gebahnt werden. Liegt die Problematik eher weiter kranial bei der Einleitung der Halswirbelsäuleneinstellung mit Verlust der Flexion in der Brustwirbelsäule, so kann auch dies beeiflusst werden. Durch eine Lagerung der Brustwirbelsäule in ihrer aktuellen Flexionsposition und die aktuelle Tensionsmobilisationsposition der Neuralstruktur *(Abb. 9.15–9.16)*

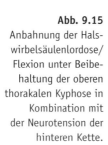
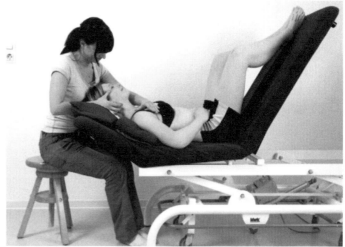

Abb. 9.15
Anbahnung der Halswirbelsäulenlordose/ Flexion unter Beibehaltung der oberen thorakalen Kyphose in Kombination mit der Neurotension der hinteren Kette.

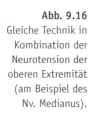
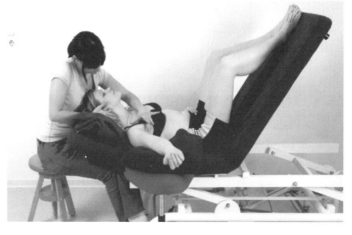

Abb. 9.16
Gleiche Technik in Kombination der Neurotension der oberen Extremität (am Beispiel des Nv. Medianus).

sowie die Lagerung der Halswirbelsäule kann der Therapeut mit relativ wenig Druck viel erreichen. Die Abbildungen zeigen Behandlungsbeispiele, wobei hier gut erkennbar ist, dass in dieser Position der Therapeut auf jeder Ebene Zugriff hat und somit alle Techniken, die ihm zur Verfügung stehen, kombinieren und den gesamten Verlauf der Strukutur („vom Scheitel bis zur Sohle") behandeln kann. Lässt sich die Struktur in ihrer Gleitfähigkeit verbessern, so werden dem Patienten mehrere Übungen als Hausübungsprogramm zugeteilt. Dieses orientiert sich an seinen individuellen Bedürfnisse (den betroffene Strukturen) und seinem psychomotorischen Entwicklungsstadium.

Hausübungsprogram für den Nervus ischiadicus

⇨ Die „Chill"-Übung

Eine gute Alternative bietet die „Chill-Übung" *(Abb. 9.17)*. Die Einstellung wird vom Therapeuten ermittelt. Referenzpunkte sind hier die vordere Gesäßkante und die Fersenmitte. Deren optimale Distanz muss ermittelt werden. Der Patient sitzt wie auf dem Foto in maximaler Wirbelsäulenflexion, die Neuralstruktur wird an der Kniekehle palpiert, der Palpationsfinger bleibt an Ort und Stelle, die Bewegung der Ferse nach distal wird passiv vollzogen, solange, bis der Nerv unter „Spannung" gerät. Die Einstellung der anderen Seite erfolgt entsprechend. Häufig findet man hier Längenasymmetrien, in diesem Fall richtet man sich immer nach der kürzeren Strecke. In dieser Positon verspürt der Patient kein Ziehen. Hat die Ferse eine zu starke Einstellung, kann sich ein Ziehen einstellen, manchmal weichen die Patienten dem Zug aus, indem sie die Außenrotation der Hüfte um wenige Grad verringern. Dieses Phänomen tritt auch dann auf, wenn die Einstellung gut ist und innerhalb von Tagen ein Wachstumschub stattfindet. Die Patienten sollen daher instruiert werden, die Ferse neu zu positionieren und zwar wieder näher ans Gesäß. Die Distanz liegt im Schnitt zwischen 48–54 cm, unabhängig vom Alter.

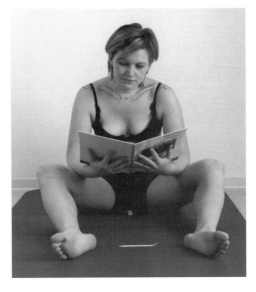

Abb. 9.17
Chill-Übung
(dorsale Kette).

Ist die optimale Distanz einmal gefunden, darf der Patient die Halswirbelsäule in einer Neutralstellung positionieren. So kann er beliebigen ADLs nachgehen (Musikhören, Lesen, am Laptop sitzen, Fernsehen etc.). Die ADLs bieten auch einen guten Automobilisationseffekt für die Relordosierung der skoliotischen Halstwirbelsäule unter Beibehantung der oberen BWS-Kyphose.

Das Beibehalten der Einstellung für ca. 30 min hat sich als günstig erwiesen. Die Dauer wird langsam gesteigert sofern keine „Yelow Flags" (unerwünschte Begleit-symptome der Neuralstuktur, z.B. Kribbelparästhesien, Schwindel, Kopfschmer-zen, Taubheit, Sehstörungen etc.) auftreten.

Wird diese Übung, was Einstellung, Häufigkeit (täglich) und Dauer angeht, adä-quat ausgeführt, ist ein Längengewinn von ca 0,5–1 cm in der Woche die Regel. Bei fehlendem Erfolg sollte die Einstellung erneut überprüft werden. Ist sie zu hart, tritt kein Längengewinn ein. Bei guter Einstellung und fehlendem Erfolg haben wir wohl einen Beweis dafür, dass der Patient nicht übt. Die Erfolgskon-trolle dient hier also auch zur Motivationssteigerung.

⇨ **Die Tischübung** *(Abb. 9.18)*

Die Tischübung ist eine der beliebtesten Übungen neben der Chill-Übung. Für die Ausführung benötigt man nur einen Esstisch (Höhe ca. 73–75 cm) und einen Hocker (Höhe ca. 45,5–47 cm). Die Übung erlaubt alle bereits beschriebenen Einstellungen. Sie ist vor allem bei Patienten indiziert, die bereits eine sehr feste Wirbelsäule haben.

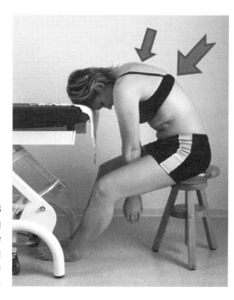

Abb. 9.18
Die Tischübung (dorsale Kette mit Betonung auf die kurzen Nervenäste).

Durchführung: Wir beginnen mit einem aufrechten Sitz mit Knie-Flexion bei 90°, die Knie liegen direkt vor der gedachten Tischdecke fast auf eine Linie mit der selbigen, die gesamte Wirbelsäule macht die Slump Bewe-gung mit mittel eingestellter Halstwir-belsäulenflexion und Extension der Kopfgelenke.

Der Patient soll mit seiner „gesamten" Flexion die Stirn auf der Tischkante ab-legen. Bei starken Bewegungseinschrän-kungen müssen wir die Tischkante mit Büchern o.ä. erhöhen; Erhöhungen bis zu 10–12 cm sind bisweilen nötig.

Die Arme sollen zwischen beide Oberschenkel hängen, bei besserer Mobilität des neuralen Systems wird die Erhöhung reduziert, bis sich kein Gegenstand mehr zwischen Kopf und Tisch befindet. Danach können wir die Füße in ihrer aktuellen Stellung unter den Tisch schieben.

Die Automobilisation erfolgt hier auch durch die Atmung, diese soll in Richtung BH-Verschluss gelenkt werden. Leichtes Ziehen bei forcierter Einatmung ist erlaubt, aber nur in dieser Region. Möchte man den Focus auf den zervikothorakalen Übergang verlagern, bleibt die Einstellung erhalten, aber der Patient schiebt im Rahmen seiner Möglichkeiten die Hand zum Boden, als ob er nach einem Gegenstand greifen wollte, ohne die Wirbelsäule mitzubewegen.

Bei Steifigkeit des Gelenksystems arbeitet man nur mit der Lagerung und reduziert ständig den Höhenausgleich. Erst danach sollten weitere Aktivitäten folgen.

⇨ **Der Tintenlöscher** *(Abb. 9.19)*

Diese Übung bietet eine wunderschöne Möglichkeit der Automobilisation: die Mobilisation der WS-Gelenke durch Rollen, die Mobilisation der Neuralstruktur, weil die Patienten meist in ihrer aktuellen submaximalen Tensionseinstellung den Schwung besser gleichmäßig halten können, des weiteren ein Training der Koordination und Bewegungskontrolle in der gesamten ventralen Muskelkette.

Die Ausführung beginnt in der Rückenlage. Die Beine werden gehalten. Ein leichtes Schaukeln wird eingeleitet über die untere BWS und soll sich dann Segment für Segment nach kranial und kaudal ausbreiten. Ein homogenes Schaukeln

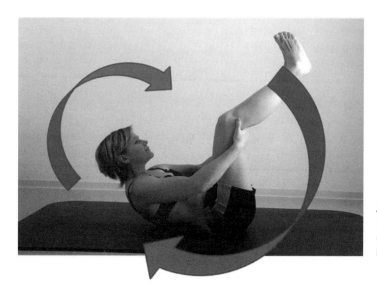

Abb. 9.19
Der Tintenlöscher
(Automobilisation/
Bewegungskontrolle).

über eine gedachte Linie (ohne Drehungen um die eigene Achse) beginnt, gleich einem Tintenlöscher aus Omas Zeiten. Alle Abschnitte werden mit der Übung erfolgreich trainiert.

Die Übung dient auch als Vorbereitung zum Purzelbaum. Meist sammeln die Skoliosepatienten keine guten Erfahrungen im Sportunterricht, denn bei der Benotung der Rolle vorwärts/rückwärts werden sie von ihren Einschränkungen behindert. Nach der Verbesserung der Neurotension sind solche Manöver möglich... und die Patienten sehr glücklich.

⇨ Der modifizierte „Bärenstand" *(Abb. 9.20)*

Eine Übung, die ursprünglich aus dem Vojta-Konzept stammt, wurde gemäß der Neurotension verändert. Die Patienten benötigen dafür einen Hocker oder eine Treppenstufe.

Die Beine stehen hüftbreit, die Zehenspitzen werden direkt vor dem Hocker plaziert, eine Beinachsenkorrektur erfolgt durch Einleitung einer Außenrotation der Hüfte, Knieflexion, Flexion der Hüfte, maximale Flexion der WS, Arme in gestreckter Position (ohne Verriegelung der Gelenke); die Hände stützen sich auf den Hocker direkt vor den Füßen.

Mit der Handwurzelpartie soll das Stemmen nach unten beginnen, ohne jegliche Veränderung der WS-Einstellung. Die Knie werden gemäß der Neurotension in einer submaximalen Einstellung gehalten.

Es darf kein Ziehen entlang der Beine enstehen. Leichtes Ziehen über BH-Höhe ist bei tiefer Einatmung erlaubt. Die Stemmübung wird 20–30 Sekunden gehalten. Am besten funktioniert die Übung, wenn die Patienten laut bis 20 oder 30 zählen. Durch den Atemdruck wird die Einstellung für ein paar Millisekunden forciert, dies verstärkt den Automobilisationseffekt.

Bei dieser Übung sollte man immer auf den Kreislauf achten, nicht selten ist den Patienten beim Hochkommen schwindelig (der Effekt stabilisiert sich sofort).

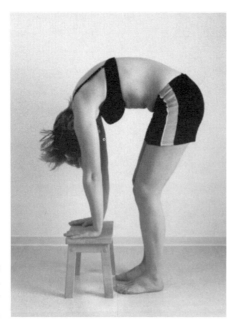

Abb. 9.20
Skoliose-gerechter Bärenstand.

Die Übung erfodet eine gute Compliance seitens des Patienten und seiner Eltern weil sie eine starke Gesamtkörperspannung beinhaltet und somit als sehr anstrengend empfunden wird.

Bei einer idiopathischen Skoliose sind gewisse periphere Nerven in ihrer Gleitfähigkeit eher eingeschränkt. Die ausführliche Beschreibung dieses Phänomens würde den Rahmen dieses Kapitels überschreiten, daher werden die weiteren Nerventechniken in stark reduzierter Version beschrieben. Ich kann jedem Therapeuten nur raten, seine Kentnisse eventuell mit weiterer Literatur oder Fortbildungskursen zu festigen.

Bei einer 4-bögigen idiopathischen Skoliose mit einer Rechtskonvexität sind diese Einschänkungen auf der linken Seite (des Patienten) deutlicher. Den empirischen Werten aus der täglichen Praxis vertrauend kann man eine Rankingliste aufstellen, die für die Skoliosekorrektur von enormer Bedeutung sein könnte: Spitzenreiter sind die lang verlaufenden Strukturen (Nervus ischiadicus mit Nervus saphenus und Nervus femoralis), die unser aufrechtes Gangbild stark beeinflussen können. Danach ist die auffälligste Neurotensionseinschränkung die des Nervus accessorius, dicht gefolgt vom Nervus vagus. Dessen Verlauf erlaubt keine korrekte Testung der Tension, dennoch häufen sich massive Störungen in seinem Verlauf und Versorgungsgebiet, z.B. Schluckstörungen, Magen- und Darmfunktion oder gar eine nasale Stimme). Erst viel später fallen die Armnerven auf, dort führend ist der Nervus medianus, danach der Nervus ulnaris und erst zuletzt der Nervus radialis.

⇨ **Test für den Nervus femoralis inkl. Nervus saphenus** *(Abb. 9.21)*

HWS und BWS sind in maximaler Flexion, die LWS in einer Neutralstellung (oder leichter Extension), das eine Bein wird in der Flexion gehalten, das zu testende Bein hängt, es sollte bei extendierter Hüfte eine Flexion im Knie von ca. 90° möglich sein.

Erst dann darf die natürliche Reaktion in Form eines Ziehens über den Oberschenkel im Quadrizepsverlauf eintreten.

Die Testung kann bei gleicher Gelenkeinstellung auch in der Seitenlage erfolgen.

Die Mobilisierung erfolgt dann entsprechend den individuellen Bedürfnissen und gefundene aktuelle „Behandlungsstellung" eher in der Seitenlage über eine Mobilisation der Beine, *(Abb. 9.22a)* über den Brustwirbelsäulenabschnitt oder über den Halswirbelsaülenabschnitt *(Abb. 9.22b)*.

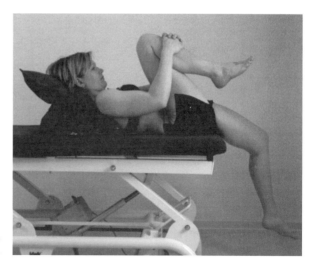

Abb. 9.21
Testung des N. femoralis.

Abb. 9.22
a Mobilisation des N. femoralis über Knie oder Hüfte.

b Mobilisation des N. femoralis über den Thorax und/oder Halswirbelsäule.

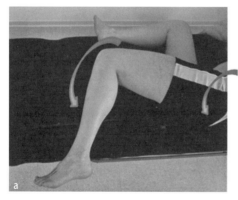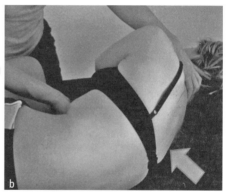

Soll der Focus eher auf dem Nervus saphenus liegen, so erfolgen Testung und Mobilisation wie oben beschrieben, allerdings mit einer Knieextension.

Beide Nerven können bei schlechter Gleitfähigkeit die Hüftextension limitieren, die für ein sauberes Gangbild essentiell ist.

⇨ **Hausaufgabe für den Nervus femoralis und Nervus saphenus** *(Abb. 9.23)*

Diese Übung ermöglicht eine sehr gute Automobilisation des Femoralis.

Je nach der Positionierung des rechten Beines kommt eine Automobilisation des Nervus ischiadicus hinzu.

In der richtigen Dosierung bieten beide eine erstaunlich gute Korrektur des 3. und 4. Skoliosebogens mit Aktivierung der Koordination und Bewegungskontrolle bei aufrechtem Rumpf und korrigierten Beinachsen.

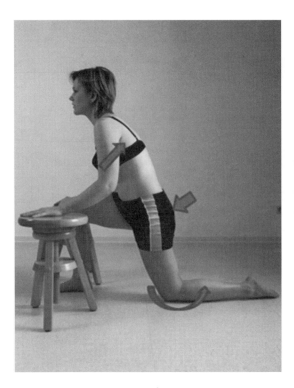

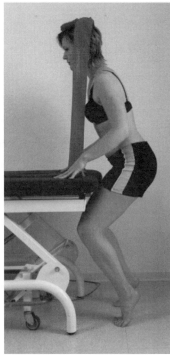

Links
Abb. 9.23
Auto-
mobilisation des
N. femoralis.

Rechts
Abb. 9.24
Automobilisa-
tion/Bewe-
gungskontrolle
unter Beibe-
haltung der
Bein-/Rumpf-
korrekturen.

In einer aktiven Position soll die Überkorrektur der Beinachse die neu erlangte Sagittalenmitte halten. Falls nötig, kann die Distanz zwischen Kopf und Esstisch mit einem Schal markiert werden zur besseren Selbstkontrolle *(Abb. 9.24)*. Diese Distanz darf sich während der Aktivität (Fuß anheben und senken) nicht verändern. Danach soll die Position immer höher gewählt werden, mit weniger Vorneige und weniger Unterstützung durch die Hände.

⇨ **Eine gute Vorbereitung zum Catwalk**
   (Abb. 9.26a–b, s.a. Abb. 9.24*)*

Nicht nur bei jüngeren gut anwendbar sind die so genannten „Dosenstelzen". Diese bieten mit ihrem hohen Spaßfaktor gute Mobilisations- und Aktivierungsmöglichkeiten. Die Länge der

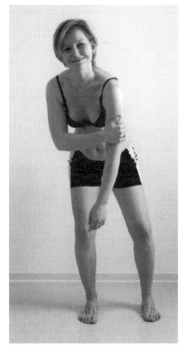

Abb. 9.25
Auto-
mobilisation
HWS/Schulter-
gürtel unter
Beibehaltung
der Bein-/
Rumpf-
korrekturen.

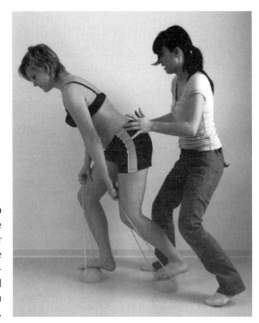 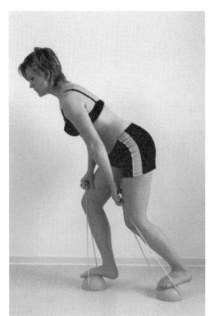

Abb. 9.26a–b
Spielerische
Überkorrektur
der Beinachse
mit Neuro-
tension und
sagittalem
Profil.

Schlaufen muss individuell eingestellt werden. Bei halbmondförmigen Modellen kann man die Übung noch effektiver dosieren.

Wir beobachten auch, dass die Patienten meist die Hauptbelastung auf den schlecht aufgerichteten Tuber calcanei positionieren. Das bedeutet eine gute Korrektur für die schlechte Beinachse und ist auch eine gute Korrektur für die Wirbelsäule, sofern die Patientinnen in der Lage sind zu korrigieren, die Korrektur halten und neu zu automatisieren.

Unter Umständen sind auch „high heels" als Trainingsgeräte zu sehen. Sparsam dosiert fordern sie viel Aktivität im ganzen System und lösen bei Pubertierenden fast immer einen enormen Motivationsschub aus.

⇨ **Nervus accessorius** *(Abb. 9.27a–c)*

Bei der Halswirbelsäulenkorrektur sollte man besonders den Nervus accessorius hervorheben, der oft vernachlässigt wird. Als Hirnnerv zieht er direkt vom Okziput vor den M. trapezius (oberer Anteil), wo er auch gut palpierbar ist, und versorgt den gesamten M. trapezius und den M. sternocleidomastoideus.

Typisch ist hier, dass man bei der Inspektion, obwohl die Patienten meisten sehr schlank sind, kein Relief des M. sternocleidomastoideus sieht – auch bei sonst gut definierter Muskulatur.

Durchführung: Die Lagerung der Wirbelsäulenflexion bleibt, mit einer Hand werden die Halswirbelsäulenlordose geformt und die Kopfgelenke aus der Flexion herausgenommen (bei Bedarf können hier auch schon Lateralflexion und Rotationseinstellungen dazukommen). Die andere Hand hängt sich an den inneren Rand des ACGs direkt vor dem Nervenverlauf aber ohne Kompression des selbigen.

Nun muss man sich für eine Technik entscheiden. Entweder man verbessert die Neurotension mit einem „Slider" (man stelle sich den Nerv als ein Stück Zahnseide vor; eine ähnliche Bewegung versuchen wir zum umliegenden Gewebe zu erzeugen: Wenn eine Hand zieht, gibt die anddere nach und umgekehrt). Ebenso kann man mit beiden Händen Zug aufbauen oder eine Hand liegen lassen, während die andere intermittierend Zug gibt. Beim Nervus acessorius scheint die Slider-Methode erfolgreicher zu sein.

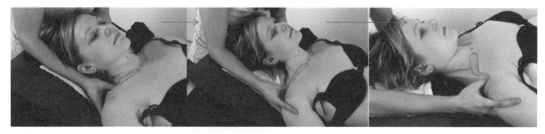

Abb. 9.27a–c Mobilisationsgriffe für den N. accessorius.

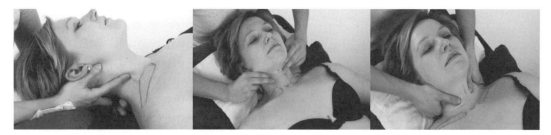

Abb. 9.28a–c Mobilisationsgriffe für das Punctum nervosum.

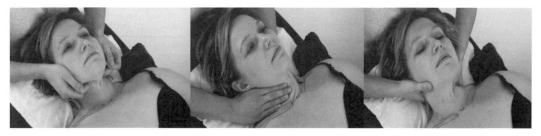

Abb. 9.29a–c Mobilisationsgriffe für den N. vagus.

Das Punctum nervosum *(Abb. 9.28a–c)* am Sternocleidomastoideusverlauf (s. Abb. 9.28a, vor dem Zeigefinger) als Austrittspforte diverser Nerven sollte auch auf Konsistenzveränderungen oder Adäsionen der Haut überprüft werden.

Auf den *Abbildungen 9.29a–c* sieht man einige Giffbeispiele für die genannte Struktur.

⇨ **Nervus vagus**

Auch dieser Hirnerv tritt direkt an der Schädelbasis heraus. Er schlängelt sich um den Ösophagus herum und zieht mit dem Verdauungstrakt nach unten bis zum Darm. Im Bereich des Hyoids lässt er sich gut beeinflussen. Wichtig scheint zu sein, dass sehr viel Haut die Bewegung mitmacht, während die andere Hand natürlich die Halswirbelsäuenlordose anbahnt.

Anschließend sollten erneut alle Techniken zusammengeführt werden. Dafür benutze ich gerne die Atmung und setze ihre Automobilisationskräfte für die inneren Organe (z.B. Darm) und deren Versorger (Nervus vagus) ein. Dazu steuern wir alle Korrekturen der Wirbelsäule sowie die Neurotension des Nervus femoralis oder des Nervus saphenus. Hinzu kommen noch die Aktivierung der drei Diaphragmen (pulmonale, urogenitale, zervikale) und die Hauttensionstechniken. Damit ergibt sich ein perfektes Zusammenspiel aller Elemente, die für die Wirbelsäulenstatik wichtig sind.

⇨ **Die „HIO"-Übung** *(Abb. 9.30–9.31).*

Die HIO-Übung („hole in one" beim Golfen = „alles auf einmal") erfordert meistens eine Schräglage, da die Patienten sonst die nötige Koordination und Kraft nicht erbringen können, ohne in eine Pressatmung zu gelangen.

Sobald dies nicht mehr passiert, wird die Schräge verringert. Nach weiteren Fortschritten werden die Hilfen abgebaut (die kleine Unterlagerung unter der HWS als Lordosenstütze und die Unterlagerung für die BWS Kyphose). Ist dieser Schritt erfolgreich vollzogen, bringen wir die Patienten zum Sitzen (immer auf die Atmung achtend) und anschließend bis zum Stand. Hierbei wird zusätzlich zur Automobilisation auch die Bewegungskontrolle trainiert.

Allein durch die bessere Koordination erhalten wir knapp 30% mehr an Muskelkraft.

Die Hauttechnik wird auf Abbildung 9.31 seitlich am Bauch direkt über dem Ligamentum inguinale durchgeführt, was auch sinnvoll ist.

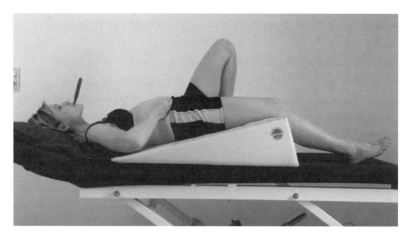

Abb. 9.30
Die HIO-Übung Automobilisation der „ventralen" Kette in Kombination mit der Atmung und Hautverschieblichkeit (Ausgangsstellung).

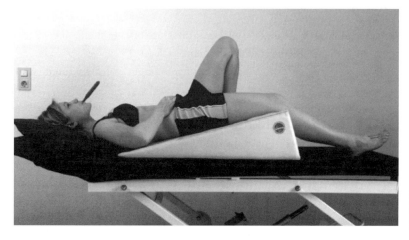

Abb. 9.31
Die HIO-Übung (Endstellung) .

Denken wir ganzheitlich und funktionell, so müssen wir das Neuralsystem als Ganzes betrachten. Aus der Embryologie wissen wir, dass sich aus demselben Keimblatt das Neuralsystem, die Haut, diverse Drüsen (Schilddrüse, Thymus, Nebennierendrüse, Testikel, Ovarien), Melanin produzierende Zellen und die Zähne entwickeln. Dies kann man auch für die Behandlung nutzen, indem man dem Patienten rät, öfters Sonne zu tanken, in Bezug auf „Nervenvitamine" (Vitamin B-Komplex) auf die Ernährung zu achten oder eine starke Vitamin B12 Creme für die Haut zu verwenden etc.

Natürlich ist die Aufklärung über die Aktivierung/Regulierung von Stoffwechselprozessen durch Ausdauersport sinnvoll, ebenso wie Hinweise auf die ständige Aktivierung der Diaphragmen im Alltag z.B. durch Singen, lautes Sprechen, Schreien, starkes Fersenauftreten beim Gangbild, Bonbonlutschen oder aus dem Strohhalm Trinken. Auch solche Anregungen sollte der Therapeut weitergeben.

Dies alles sind gute Ansätze, die wir weiter verfolgen und verfeinern sollten.

> *„Ob wir nun aber unsere Bemühungen bloß für anatomisch erklären, so müßten sie doch, wenn sie fruchtbar, ja wenn sie in unserem Falle auch nur möglich sein sollte, stets in physiologischer Rücksicht unternommen werden. Man hat also nicht bloß auf das Nebeneinandersein der Teile zu sehen, sondern auf ihren lebendigen, wechselseitigen Einfluß, auf ihre Abhängigkeit und Wirkung."*
>
> J. W. von Goethe (Entwürfe zu einem osteologischen Typus, 1796).

Literatur zu Kap 9

Bragard K, Die Nervendehnung als diagnostisches Prinzip ergibt eine Reihe neuer Nervenphänomene. Münchener Medizinische Wochenzeitschrift. 1929;76:1999–2003

B. van der Heide, Auswirkungen von Muskeldehnungen auf neural Strukturen. Manuelle Therapie Dezember 1999 (176–181)

B. van der Heide, C. Bourgoin, G. Eilss, B. Garnevall, M. Blackmore, Untersuchung der Klinischen Effektivität eines modifizierten neuralen Provokationstests bei Patienten mit zervikobrachialen Schmerzen. Physioscience Mai 2005 (19–25)

Butler DS, Adverse mechanical Tension in the nervous system: A model assessment and treatment 1989

Butler DS, The Neurodynamic Techniques. A definitive guide from the noigroup team. 2008

Butler DS, Mobilisation des Nervensytems, Springer-Verlag Berlin-Heidelberg. 1995

Butler DS, The sensitive nervous system. 2010

Burwell RG, Dangerfield PH, Moulton A, Anderson SI, Etiologic theories of idiopathic scoliosis: autonomic nervous system and the leptin-sympathetic nervous system concept for the pathogenesis of adolescent idiopathic scoliosis. Stud Health Technol Inform. 2008;140:197–207

Burwell RG, Ranjit K Aujla, Michael P Grevitt, Peter H Dangerfield, Alan Moulton, Tabitha L Randell and Susan I Anderson, Pathogenesis of adolescent idiopathic scoliosis in girls – a double neuro-osseous theory solving disharmony between two nervous systems, somatic and autonomic expressed in the spine and trunk: possible dependency on sympathetic nervous system and hormones with implications for medical Therapy. Scoliosis 2009, 4:24doi:10.1186/1748–7161-4-24

Chu WC, Yeung HY, Chau WW, Lam WW, Ng BK, Lam TP, Lee KM, Cheng JC, Changes in vertebral neural arch morphometric and functional tethering of spinal cord in adolescent idiopathic scoliosis—study with multiplanar reformat magnetic resonance imaging. Stud Health Technol Inform. 2006;123:27–33

Chu WC, Lam WM, Ng BK, Tze-Ping L, Lee KM, Guo X, Cheng JC, Burwell RG, Dangerfield PH, Jaspan T.: Relative shortening and functional tethering of spinal cord in adolescent scoliosis – Result of an asynchronous neuro-osseous growth, summary of an electronic focus group debate of the IBSE. Scoliosis 2008 Jun 27;3:8

De Coster M., Pollaris A., Viszerale Ostheopathie. Hippokrates Verlag

Dickson RA, Deacon P, Spinal growth. J Bone Joint Surg Br. 1987 Nov;69(5):690–2

Elvey RL. The clinical relevance of signs of adverse brachial plexus tension. Proceedings of the International Federation of Orthopaedic Manipulative Therapists. Cambridge, UK: International Federation of Orthopaedic Manipulative Therapists. 1988; pp. 14–20

Elvey RL, Physical Evaluation of the peripheral nervous system in disorders of pain and dysfunction. Jounal of Hand Therapy. 1997;10:122–129

GC Lloyd-Roberts, Pincott JR, P McMeniman, IJ Bayley, and B Kendall, Progression in idiopathic scoliosis: A preliminary report of a possible mechanism. J Bone Joint Surg Br. 1978 Nov;60-B(4):451–60

Göeken LN, Hof L. Instrumental straight leg raising: Results in patients. Archives of Physical Medicine and Rehabilitation. 1994;75:470–477

Guo X, Chau WW, Chan YL, Cheng JC, Burwell RG, Dangerfield PH, Relative anterior spinal overgrowth in adolescent idiopathic scoliosis—result of disproportionate endochondral-membranous bone growth. J Bone Joint Surg Br. 2003 Sep;85(7):1026–31

G.Ulrich Exner, Normalwerte in der Kinderorthopädie Wachstum und Entwicklung. 1990 Thieme Verlag

Hall T, Zusman M, Elvey R.L. Manually detected impediments during the straight leg raise test. Proceeding of the Ninth Biennial Conference of the Manipulative Physiotherapists Association of Australia. Gold Coast, Queensland: Manipulative Physiotherapists Association of Australia. 1995; pp.48–53

Hall TM. Neuromeningeal involvement in the straight leg raise test identified by electromyography. (Master Thesis). Perth, Australia: Curtin University of Technology; 1996

Hans Rudolf Weiss, „Best Practice" in conservative Scoliosis Care. 2010 Richard Pflaum Verlag

Hausmann ON, Böni T, Pfirrmann CW, Curt A, Min K, Preoperative radiological and electrophysiological evaluation in 100 adolescent idiopathic scoliosis patients. Eur Spine J. 2003 Oct;12(5):501–6. Epub 2003 Aug 2

Hromada J. On the nerve supply of connective tissue of some peripheral nervous system components. Acta Anatomica. 1963;55:343–351

Ian A.F. Stokes, PhD and Luke Windisch, BS, Vertebral height growth predominates over intervertebral disc height growth in adolescents with scoliosis. Spine (Phila Pa 1976). 2006 June 15;31(14): 1600–1604

Jiang H, Greidanus N, Moreau M, Mahood J, Raso VJ, Russel G, Bsgnsll K, A comparison of the characteristics of the lateral spinal ligaments between normal subjects and patients with adolescent idiopathic scoliosis. Acta Anat (Basel).1997;160(3):200–7

J.J. De Morree, Dynamik des menschlichen Bindegewebes. Funktion, Schädigung und Wiederherstellung. 2001 Urban & Fischer Verlag

Jutta Hochschild, Strukturen und Funktionen begreifen. Funktionelle Anatomie- Therapierelevante Details Teil 1 und 2. 208 Thieme Verlag

Keith L. Moore, T.V.N. Persaud, Before we are born. Essentials of Embryology and Birth Defects. 2003 Sauders

Kleinrensink GJ, Stoeckart R, Vleeming A, Snijders CJ, Mulder PGH. Mechanical tension in the median nerve. The effects of joint positions. Clin Biomech. 1995; 5: 240–244

Lao ML, Chow DH, Guo X, Cheng JC, Holmes AD, Impaired dynamic balance control in adolescent with idiopathic scoliosis and abnormal somatosensory evoked potentials. J Pediatr Orthop. 2008 Dec;28(8):846–9

Lundborg G. Intraneural mocrocirculation. Orthop Clin North Am. 1988;1:1–12

Lundborg G, Rydevik B. Effects of streching the tibial nerve of the rabbit. A preliminary study of the intraneural circulation and the barrier function of the perineurium. J Bone Joint Surg. 1973;2:390–401

Martin Trepel, Neuroanatomie Struktur und Funktion. 2004 Urban Fischer Verlag

M. Schackock, Angewandte Neurodynamik. 2008 Urban & Fischer Verlag

Ogata K, Naito M. Blood Flow of peripheral nerve effects of disscetion, streching and compression. J Hand Surg. 19886;1:10–14

Owen JH, Kostui JP, Gornet M, et al. The use of mechanically elicited electromyograms to protect nerve roots during surgery for spinal degeneration. Spine. 1994; 15: 1704–1710

Porter RW, The pathogenesis of idiopathic scoliosis: uncoupled neuro-osseous growth? Eur Spine . 2001 Dec;10(6)473–81

Quinter J, Elvey RL. The neurogenic hypothesis of RSI. (Working Paper Number 24 No). The Australian National University: National Centre of Epidemiology and Population Health; 1991

Repko M, Hork? D, Krbec M, Chaloupka R, Brichtová E, Lauschová I, The role of the autonomic nervous system in the etiology of idiopathic scoliosis: prospective electron microscopic and morphometric study. Childs Nerv Syst. 2008 Jun;24(6):731–4. Epub 2008 Jan 11

Roth M, Idiopathic scoliosis from the point of view of the neuroradiologist. Neuroradiology. 1981;21(3):133–8

Sahlstrand T., An analysis of the lateral predominance in adolescent idiopathic scoliosis with special reference to coNervusexity of the curve. Spine (Phila Pa 1976). 1980 Nov–Dec;5(6):512–8

Sahlstrand T.,Selldén U., Nerve conduction velocity in patients with adolescent idio scoliosis. Scand J Rehabil Med. 1980;12(1):25–6

Sevastik JA, Dysfunction of the autonomic nerve system (ANS) in the aetiopathogenesis of adolescent idiopathic scoliosis. Stud Health Technol Inform. 2002;88:20–3

Simmons EH, Jackson RP, The management of nerve root entrapment syndromes associated with the collapsing scoliosis of idiopathic lumbar abd thoracolumbar curves. Spine (Phila Pa 1976). 1979 Nov–Dec;4(6):533–41

Sunderland S. Nerves and Nerve Injuries. 2nd ed. London: Churchhill Livingstone; 1978

Sunderland S, Bradley KC. Stress-strain phenomena in human peripheral nerve trunks. Brain. 1961a;84:102–119

Sunderland S, Bradley KC. Stress-strain phenomena in human peripheral nerve trunks. Brain. 1961b;84:120–124

Susanne Schulze, Kurzlehrbuch der Embryologie. 2006 Elsevier Verlag Münschen

Theisen C, van Wangersveld A, Timmesfeld N, Efe T, Heyse TJ, Fuchs Winkelmann S, Schofer MD, Co-occorrence of outlet impingment syndrome of the schoulder and restricted range of movement in the thoraxic spine – a prospective study with ultrasound-based motion analysis. BMC Musculoskeletal Disord. 2010 Jun 29;11:135

10 Die Korsett-behandlung

Aus den wissenschaftlichen Arbeiten zur Korsettbehandlung bei Skoliose geht hervor, dass der Erfolg einer solchen Skoliosebehandlung im Wesentlichen von einer guten Primärkorrektur abhängt, aber auch davon, dass die Orthesenbehandlung möglichst frühzeitig einsetzt (Weiß 1995 b u. g). Hopf und Heine präsentierten 1985 erste Langzeitergebnisse der konservativen Behandlung der Skoliose mit dem Chêneau-Korsett *(Abb. 10.1a–c)*. In ihrer Studie konnte bei 52 Patienten mit hauptsächlich idiopathischer Skoliose ein primärer Korrektureffekt von 41% erzielt werden, wobei mehr als ein Jahr nach Abschulung bei den meisten Patienten ein besserer Krümmungswinkel vorlag als direkt vor Beginn der Korsettbehandlung.

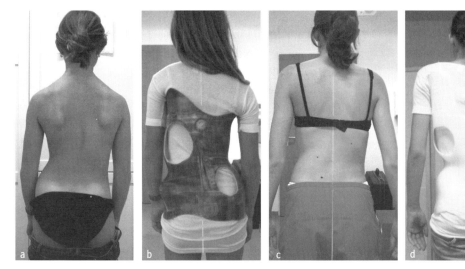

Abb. 10.1a–d Ein gutes Korsett erkennt man daran, dass es das ursprüngliche Krümmungsmuster spiegelt. Bei beiden abgebildeten Patientinnen ist die ausgeprägte statische Dekompensation im Korsett gespiegelt.

In einer anderen Studie, welche die Endergebnisse der Skoliosebehandlung mit dem Milwaukee-Korsett zum Inhalt hat (Heine u. Götze 1985), zeigt sich, dass bei 62 beobachteten Patienten nur geringe Primärkorrekturen zu erzielen waren. Der durchschnittliche Ausgangswinkel betrug 35 Grad bei einer Primärkorrektur auf 32 Grad, bei Beginn der Abschulung war der Ausgangswinkel von 35 Grad wieder fast erreicht, und während der Abschulungsphase kam es zu einer deutlichen Verschlechterung auf 39 Grad. Bei der abschließenden Nachuntersuchung sechs Jahre nach Ende der Abschulung schließlich betrug der Krümmungswinkel 42 Grad im Durchschnitt.

In einer Langzeituntersuchung von 295 Patienten mit dem Boston-Brace (Emans et al. 1995) zeigte sich eine durchschnittliche Primärkorrektur im Korsett von etwa 50% bei Krümmungswinkeln zwischen 20 und 59 Grad. Zu Beginn der Abschulung lag die durchschnittliche Korrektur bei 23%, bei vollständiger Abschulung des Korsetts bei 15% und am Ende des Beobachtungszeitraumes mehr als 1 Jahr nach Korsettabschulung, zeigte sich immer noch eine Korrektur von 11%.

Es hat sich in dieser Studie gezeigt, dass die initiale Korrektur 50% erreichen sollte, um auch fünf Jahre nach Korsettabschulung besser zu liegen als der Ausgangswinkel. Smits (1992) fordert daher eine optimale initiale Korrektur in der Orthese.

Price et al. (1990) und Frederico und Renshaw (1990) zeigen erste Ergebnisse mit dem Charleston Bending Brace *(Abb. 10.2a–b)*. In der erstgenannten Studie handelt es sich um eine prospektive Untersuchung von 139 Patienten, welche aber noch nicht alle die Behandlung abgeschlossen hatten. Die Autoren schlossen jedoch aus ihren Studien bereits, dass ein achtstündiges Tragen des Bending-Korsettes während der Schlafenszeit genauso effektiv sein könnte wie die herkömmliche ganztägige Korsettversorgung.

Eine Analyse der Skoliosebehandlung mit dem Wilmington Jacket (Hanks et al. 1988) gibt eine Erfolgsrate von 80% bei einer retrospektiven Analyse von 100 SkoliosepatientInnen an. Der durchschnittliche Ausgangswinkel betrug 25,3 Grad, nach Korsettabschulung betrug der Krümmungswinkel 27,9 Grad. Hier muss kritisiert werden, dass ein Erfolg bereits dann angegeben wurde, wenn bei der letzten Nachuntersuchung die Krümmung nicht mehr als 10 Grad zugenommen hatte. Röntgenaufnahmen wurden zur Dokumentation des Korrektureffektes im Korsett überhaupt nicht vorgenommen, so dass sich zu dem primären Korrektureffekt und dessen Auswirkung auf das Endergebnis nicht viel sagen lässt.

Im Gegensatz zu Mellerowicz und Mitarbeitern (1994) kommen Hanks et al. (1988) zu dem Schluss, dass jüngere Patienten mit einem Risser-Stadium von 0

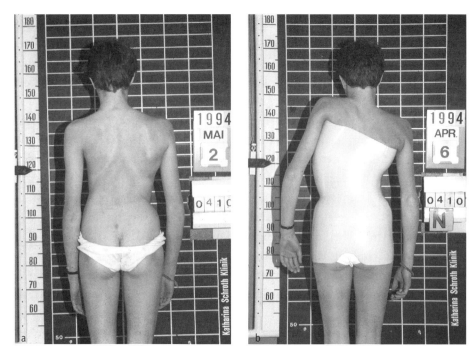

Abb. 10.2a, b Patientin mit deutlichem rechtsgelegenem Rippenbuckel und linkskonvexer Thorakolumbalkrümmung ohne Korsett und rechts im Charleston-Bending-Brace, welches die thorakal konvexseitige Krümmung noch mehr heraushebt. Es ist beschrieben, dass Gegenkrümmungen durch eine
solche Orthesenversorgung in Einzelfällen verstärkt werden können, weshalb sich die Indikation nur
bei einbogigen Krümmungen ergeben kann. Nach heutigem Kenntnisstand ist allerdings das Nacht-
tragen der 23stündigen Tragezeit deutlich unterlegen (Rowe et al. 1997).

ungünstigere Ergebnisse zeigen als die etwas reiferen Individuen. Dies legt den
Verdacht nahe, dass in dieser Studie der primäre Korrektureffekt nicht ausreichend war, um wesentliche Abweichungen vom Spontanverlauf zuzulassen. In der
Studie von Mellerowiecz et al. kann nämlich gerade bei den weniger reifen Individuen eine bessere Krümmungskorrektur und ein besseres Endergebnis erzielt werden. Die geringe Endkorrektur von Hanks und anderen (1988) dürfte wohl auf
einen relativ geringen und damit unzureichenden primären Korrektureffekt zurückzuführen sein.

Große Korrektureffekte in einer solchen Orthese erscheinen ja auch dadurch ausgeschlossen, dass sie im „Localizer-Cast" unter Extension anmodelliert wird. Seit
der Arbeit von White und Panjabi (1976) ist jedoch bekannt, dass Traktionskräfte
bei Verkrümmungen von weniger als 56 Grad im Gegensatz zu seitlich ansetzen-
den Kräften kaum wirksam sind. Aus diesem Grunde schon ist bislang eine gut
modellierende Derotations-/Deflexionsorthese vorzuziehen. Die Autoren schlie-

ßen dennoch aus ihrer Studie, dass ein Aufhalten der Progredienz durch das Wilmington Brace möglich ist und verweisen auf ähnliche Ergebnisse des Urhebers selbst (Bunnell et al. 1980), welche eine Erfolgsrate von 87% angaben.

Ducongé (1991) berichtet über die Langzeitergebnisse von 556 Skoliosepatienten nach der Behandlung mit dem Stagnara-Korsett. Bei einem Ausgangskrümmungswinkel von 31 Grad zeigt sich nach Korsettabschulung ein Winkel von 19,7 Grad (bei 425 Fällen), 1 Jahr nach Abschulung ein Winkel von 21,8 Grad (225 Patienten) und zwei Jahre nach Abschulung von 21,7 Grad (152 Patienten). Die Aussage dieser Studie ist jedoch dadurch eingeschränkt, dass nicht die gesamte Anzahl der Fälle bis zum Ende der Beobachtungszeit nachverfolgt werden konnte. Die Ergebnisse scheinen uns sehr günstig. Allerdings gibt Ducongé eine Primärkorrektur bis auf 12,9 Grad an.

Dies entspricht einer Primärkorrektur von weit über 50% und steht in Übereinstimmung mit den Forderungen von Smits (1992), welcher bei einer Korrektur von mehr als 50% langfristig auch nach Abschulung eine anhaltende Korrektur erwartet. Es hat in letzter Zeit einige weitere Entwicklungen gegeben, von denen mittelfristige Ergebnisse noch nicht vorliegen. Zu nennen wäre hier die Olympe-Orthese (Ollier 1991). Wie auch bei dem Korsett von St. Etienne (Daler et al. 1993) sind hierbei durch die elastischen Pelotten bei Anwendung des 3-Punkte-Prinzips keine wesentlichen Korrektureffekte zu erbringen. Die Indikation zu solchen Orthesen ist daher fraglich. Auch die Orthese von Graf (1993) scheint keine wesentlichen Neuerungen zu bringen. Im Unterschied zum Stagnara-Korsett werden die Pelotten hier nicht an einem zentralen Eisenband befestigt, sondern werden über zwei Bänder von lateral angebracht. Gerade hierdurch aber lassen sich bessere Korrektureffekte konstruktionstechnisch eigentlich nicht erzielen, als sie bei der klassischen Orthese von Stagnara gegeben waren (Ducongé 1991).

Die dynamische Korrekturorthese (SpineCor) basiert nicht wie die oben angeführten Korsettformen auf der Anwendung von Drei-Punkte-Drucksystemen. Sie ist dementsprechend auch nicht mit den elastischen Drei-Punkte-Orthesen aus Frankreich zu vergleichen. Leider hat sich die dynamische Korrekturorthese nicht bewährt: In einer kontrollierten Untersuchung mit Patienten im Hauptrisikobereich zeigte es sich, dass die mit dem SpineCor behandelten Patienten von der Versorgung nicht profitierten. Die Progredienzrate dieser Patientengruppe lag über der einer unbehandelten Vergleichsgruppe, und somit ist dieses Korsett zur Skoliosebehandlung im Hauptwachstumsschub sicherlich nicht zu empfehlen.

Dies wurde in einer unabhängigen prospektiven und kontrollierten Studie schon 2005 belegt (Weiß und Weiß 2005). In einer weiteren randomisierten und kontrollierten Untersuchung aus Hong Kong (Wong et al. 2008) wurden unsere Ergebnisse bestätigt. Dennoch hält das Marketing zu dieser unwirksamen Orthese unvermindert an.

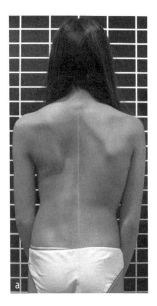

Das Chêneau-Korsett *(Abb. 10.3a–e)* kann heute als das am weitesten entwickelte Korrekturkonzept angesehen werden. Im Gegensatz zu anderen Korsettformen wird es ständig verfeinert und verbessert (Weiß, Rigo und Chêneau 2000), wodurch sich der Tragekomfort und gleichzeitig aber auch der Korrektureffekt verbessern lassen.

Eine Untersuchung von Landauer (1999) belegt die Wirksamkeit des Chêneau-Korsetts. In seiner Arbeit stellt Landauer klar, dass bei guter Korsett-Compliance auch langfristig mit bleibenden Krümmungsaufrichtungen gerechnet werden kann, sofern noch Wachstumserwartung besteht. Compliance und Tragezeit sind neben dem primären Korrektureffekt in der Orthese die wesentlichen Parameter, welche das Endresul-

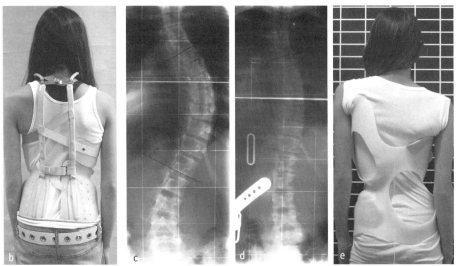

Abb. 10.3a–e Es handelt sich um eine Patientin aus Kanada, welche ursprünglich mit einem Milwaukee-Korsett versorgt worden war. Unter der Milwaukee-Versorgung konnte die Krümmung von 56° auf 53° reduziert werden. Mit einer Chêneau-Versorgung wurde die Krümmung auf 26° reduziert (ganz rechts), und die Patientin hat somit eine tatsächliche Chance, eine Operation umgehen zu können.

tat zwei Jahre nach Korsettabschulung bestimmen. Dies steht auch in Übereinstimmung mit anderen Studien aus den 90er Jahren (Olfasen 1995, Grill 1997).

Das Chêneau-Korsett beinhaltet zwei unterschiedliche Konstruktionspläne für unterschiedliche Krümmungsmuster (Weiß, Rigo, Chêneau 2000). Später war als Ausgangspunkt einer befundgerechten Korsettversorgung die KING-Klassifikation (King et al. 1983) in Zentraleuropa in Anwendung. Allerdings konnten viele Krümmungsmuster nach den damaligen Behandlungsprinzipien nur unzureichend behandelt werden.

Das Problem, dass die meisten Versorgungsstrategien überhaupt nicht auf unterschiedliche Krümmungsmuster ausgerichtet sind, obwohl unterschiedliche Krümmungsmuster unterschiedliche Prognosen haben (Petersen und Nachemson 1995) und naturgemäß auch unterschiedliche biomechanische Eigenheiten, sollte bei zukünftigen Entwicklungen Berücksichtigung finden. Heutzutage ist es möglich, spezifische Korsette für unterschiedliche Krümmungsmuster ohne Gipsabdruck herzustellen.

Zur Korsettbehandlung unter Anwendung der CAD-Technik werden lediglich bestimmte statische und dynamische Messungen am Rumpf der Betroffenen durchgeführt. Ansonsten sind nur aktuelle Röntgenbilder und Fotos des Rumpfes von allen vier Seiten nötig. Nach Aufnahme der erforderlichen Daten werden diese über das Internet zu den Experten geleitet, wobei hier in erster Linie die Bestimmung des Krümmungsmusters (s. Klassifikation, hintere Umschlagseite) erfolgt. Danach ist es möglich, für den Patienten aus mehr als 60 unterschiedlichen, im Computer hinterlegten Korsettmodellen, unter Berücksichtigung des Krümmungsmusters, des Patientenalters und der Krümmungsstärke auszuwählen. Das Korsett wird dann entsprechend der statischen und dynamischen Messwerte des Patienten als passgerechtes Schaummodell vorgefräst. Anschließend wird der Korsettrohling durch Tiefziehen über dieses Schaummodell erstellt *(Abb. 10.4)*.

Das ScoliOlogiC® „Baukasten"-Korsett („Chêneau light") ist eine Weiterentwicklung des Chêneau-Korsetts. Es verfolgt die selben Grundprinzipien, welche auch in einer Konstruktionsleitlinie dokumentiert sind (Weiß 2006), allerdings mit weit weniger Material *(Abb. 10.5a–c, 10.6a–c, 10.7a–c)*.

Ungefähr 80% der Patienten mit adoleszenter idiopathischer Skoliose können mit diesen Standardformen behandelt werden, und es werden nur noch die Feinanpassungen notwendig, wie auch bei anderen Korsettanproben. Von den Schlüsselmustern ausgehend können alle Krümmungsmuster (bis auf die thorakolumbalen) durch Veränderung der Druckzonenausrichtung oder unterschiedliche Einstellung der Schnallen eingestellt werden.

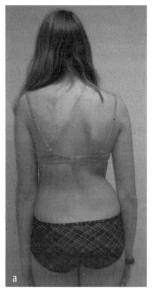 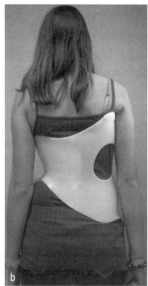 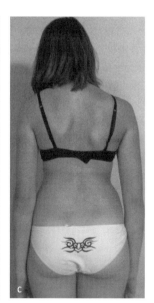

Abb. 10.4a–c Gensingen-Brace in Kurzbauweise zur Behandlung einer Thorakolumbalkrümmung ohne wesentliche thorakale Gegenkrümmung (Weiss und Werkmann, Scoliosis 2010, in Druck).

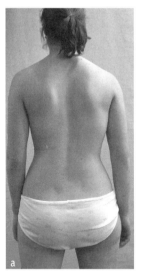 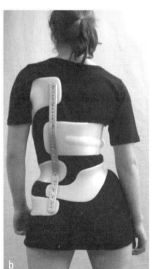 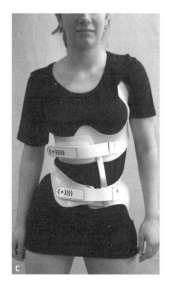

Abb. 10.5a–c Patientin mit rechtsthorakaler Krümmung und funktionellem Befundmuster 3BH im Scoliologic-„Baukasten"-Korsett. Das Krümmungsmuster ist deutlich gespiegelt, der Korrektureffekt bereits klinisch gut zu erkennen. In der Ansicht von ventral und von dorsal wird deutlich, dass durch dieses Korsett eine deutliche Materialreduktion erzielt werden konnte. Allerdings muss der untere Verschluss in umgekehrter Weise erfolgen (rechtes Verschlussteil unter das linke), damit die oberhalb der Leiste rechtsgelegene Druckzone besser zur Wirkung kommt.

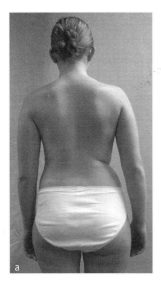
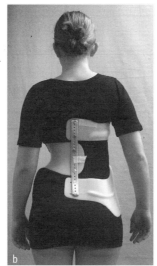
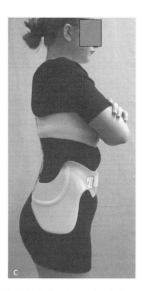

Abb. 10.6a–c Kurzbauweise nach dem Scoliologic-„Baukasten"-Prinzip. Die Spiegelung des Krümmungsmusters wird deutlich, ebenso wie die Wiederherstellung eines schönen Sagittalprofils (rechts).

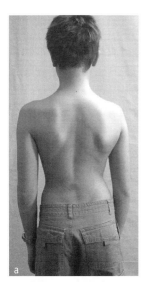
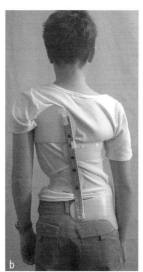
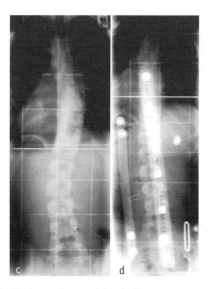

Abb. 10.7a–d Je nach Einsteifung der Krümmung und Alter der Patienten lassen sich mit diesem Korsett auch Überkorrekturen erwirken. Im vorliegenden Fall konnte die Krümmung von eingangs 33° auf –12° korrigiert werden.

Das ScoliOlogiC® „Chêneau light"-Korsett verspricht, die Lebensqualität der versorgten Patienten durch deutliche Reduktion an Material weniger zu beeinträchtigen als herkömmliche Versorgungskonzepte in der Skoliosetherapie. Allerdings darf die Materialreduktion nicht zu Lasten der Ergebnisqualität gehen. Da die Behandlungsergebnisse mit korrigierenden Rumpforthesen in der Skoliosebehandlung vom primären Korrektureffekt in der Orthese abhängen, sollte der primäre Korrektureffekt im ScoliOlogiC® („Chêneau light") ermittelt und mit dem anderer in Gebrauch stehender Rumpforthesen verglichen werden (Weiss 2006). Der Inhalt dieser Studie soll im Folgenden als Zusammenfassung wiedergegeben werden:

Die Korrektureffekte bei den ersten 99 (7 Jungen, 92 Mädchen) mit dieser Bauweise versorgten Patienten wurden nach einer Tragezeit von 4–6 Wochen hinsichtlich des primären Korrektureffektes in der Orthese untersucht. Das Durchschnittalter des Kollektivs lag bei 13 Jahren (SD 1,74), der durchschnittliche Krümmungswinkel bei 41° Cobb. Der durchschnittliche Korrektureffekt lag bei 42% (14,7°). Bei den Patienten mit einer Erstversorgung (n = 53; Cobb = 36,6°) lag der Korrektureffekt bei 49,8%, bei den Patienten mit einer Folgeversorgung (n = 46; Cobb = 45,5°) bei 33,2%. Der Korrektureffekt war leicht negativ mit dem Alter (r = -0,18; p = 0,034) und deutlich negativ mit dem ursprünglichen Krümmungswinkel korrelliert (r = -0,49; p = 0,0001).

Die erzielte Materialreduktion geht demgemäß nicht zu Lasten des Korrektureffektes, der sich durchaus mit den besseren Ergebnissen der Literatur vergleichen lässt. Mittelfristig halten die in ihrer Ausdehnung reduzierten Druckzonen auch größeren Krümmungen stand. Gute Korrektureffekte waren selbst bei Krümmungen jenseits der 70°-Grenze nachweisbar. Die krümmungsmusterspezifische Konstruktion mit Einschluss einer Korrektur auch des sagittalen Profils scheint ein gutes Korrekturergebnis zu unterstützen.

Das Chêneau light® Korsett ist als Baukasten für thorakal rechtskonvexe und lumbal linkskonvexe Krümmungen in drei Größen verfügbar. Dieser Baukasten besteht aus vier Formteilen (3- und 4-bogig), die an einem vorderen und einem schon vorgebogenen hinteren Aluminiumstab angebracht werden. Formteile für die selteneren links thorakalen und rechts lumbalen Krümmungen oder auch für das Muster 4BTL stehen nicht zur Verfügung.

Daher benötigt man zur sicheren Versorgung aller möglicher Krümmungsmuster und Körpergrößen zusätzlich ein CAD-System, wenn man nicht wieder nach Gipsabdruck bauen möchte.

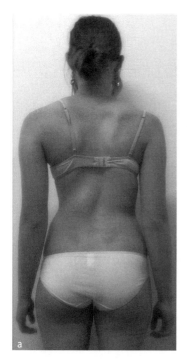 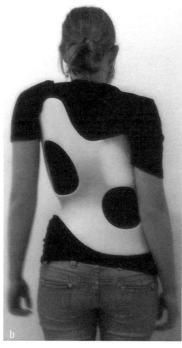

Abb. 10.8
a Patientin mit starker Thorakal-skoliose in Ansicht von dorsal,
b im Gensingen brace®.

Die am Markt befindlichen CAD-Systeme (RSC, Regnier, LA-brace) haben jedoch bedeutsame Nachteile. Das eine ist sagittal recht gut ausbalanciert, lässt allerdings in einem hohen Prozentsatz die Rotationsstabilität missen. Dies bedeutet im Einzelfall, dass ein Korsett bei Erstanprobe ausgezeichnet korrigieren kann, sich bei der Röntgenkontrolle nach sechs Wochen jedoch derart verdreht, dass maßgebliche Korrekturverluste entstehen. Die anderen verzichten auf eine Korrektur des Sagittalprofils, es wird teilweise sogar die lumbale Kyphose akzentuiert, so dass besonders bei 4-bogigen Skoliosen dauerhafte Schmerzen die Folge sind. Diese Beschwerden lassen sich folgender Maßen erklären: Korrigiert man bei einer dreidimensionalen Deformität in zwei Dimensionen maximal und stellt das Korsett so ein, dass die dritte Dimension (Sagittalprofil) in einer Fehlstellung verbleibt, so muss es zu internen Kompressionseffekten kommen, die zu Schmerzen führen.

Konsequenterweise wurde daher im Frühjahr 2009 ein neues CAD-System entwickelt, welches die o.a. Problemstellungen weitestgehend gelöst hat, das Gensingen brace®. Dieses Korsett *(Abb. 10.8a–b)* ist derart ausgewogen, dass die Betroffenen es als bequem bezeichnen.

Ein weiteres, zwar ebenfalls hoch korrigierendes, aber veraltetes Behandlungskonzept ist das Rahmouni Korsett. Es handelt sich um ein nach Gipsabdruck

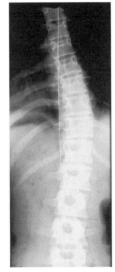
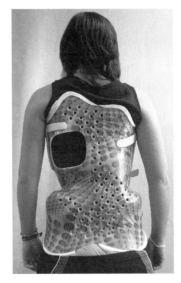
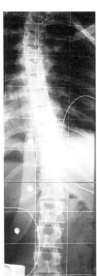

Abb. 10.9
16-jährige Patientin mit Rahmouni Korsett. Schon mit 13 Jahren hatte die Patientin 23° thorakal, so auch noch jetzt vor der letzten Neuversorgung. Korrektureffekt im Korsett nur mäßig auf 16°.

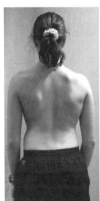
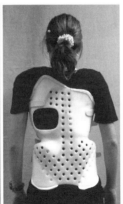
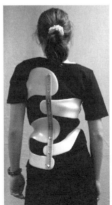
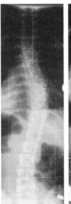
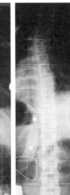
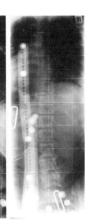

Abb. 10.10 13-jährige versorgt mit einem Rahmouni Korsett. Dieses konnte die Patientin nicht tragen. Wir versorgten anschließend um auf Chêneau light® und erzielten einen vergleichbaren Korrektureffekt (ganz rechts zu vergleichen mit dem 2. Bild von rechts), Weiss et al. Scoliosis 2007 2:2.

gebautes Chêneau Korsett, welches den Flachrücken, wie auch die lumbale Kyphose extrem akzentuiert. Die sagittale Fehlstellung wird demgemäß nicht nur fixiert, sondern sogar verstärkt. Das Korsett scheint von der Silhouette her recht symmetrisch und lebt von den Teilweise über 4 cm dicken Polstern. Es mag daher nicht verwundern, dass es immens aufträgt. Die symmetrische Silhouette legt die Frage nahe, ob es sich nicht um bereits vorproduzierte Modelle handelt, die nur durch dicke Pelotten und asymmetrische Freischneidungen einen asym-

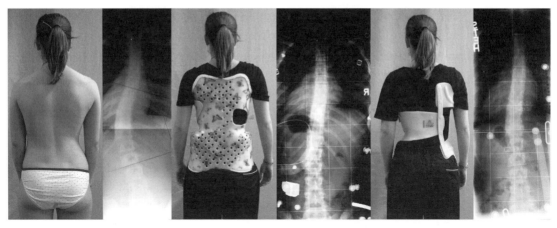

Abb. 10.11 14-jährige versorgt mit einem Rahmouni Korsett. Dieses konnte die Patientin nicht länger als 4 Std. täglich tragen. Wir versorgten anschließend um auf Chêneau light® und erzielten einen vergleichbaren Korrektureffekt (ganz rechts zu vergleichen mit dem 2. Bild von rechts), Weiss et al. Scoliosis 2007 2:10

metrischen Charakter erhalten. Diese Korsett wird vielfach als „Überkorrekturkorsett" bezeichnet, obwohl es nicht besser korrigiert, als der heute übliche CAD-Standard *(Abb. 10.9)*. Ein großer Prozentsatz der Patienten klagt über Schmerzen, die das Tragen unmöglich machen *(Abb. 10.10 bis 10.11)*. Nach Patientenberichten werden die Verschlüsse zum Röntgen absolut fest zugezogen, und es erfolgt der beaufsichtigte Transport der Patienten zur Röntgenkontrolle. Es soll nicht nur in Einzelfällen zu Ohnmachtsanfällen und Erbrechen beim Transport gekommen sein.

Wenn man hingegen sieht, dass die modernen Korsettformen genauso stark korrigieren und dabei schmerzfrei getragen werden können, kann man das Rahmouni Korsett mittlerweile als

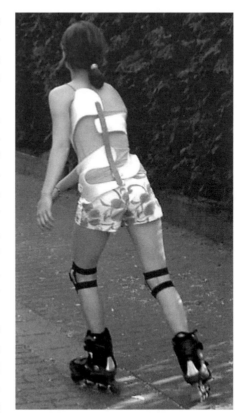

Abb. 10.12
13-jährige im Chêneau light®, welches sie offenbar im Alltag nur wenig behindert
(© T. F. Müller).

obsolet ansehen. Das von Rahmouni Anhängern liebevoll als „Ballettröckchen" bezeichnete Chêneau light® Korsett bietet vergleichbare Korrekturen wie das Rahmouni Korsett, eine gute Verträglichkeit und das bei ca. einem Drittel an Material *(Abb. 10.12).*

Die Korsettversorgung und hier insbesondere die Chêneau-Versorgung ist eine effektive, aber auch aufwändige Behandlung, welche sorgfältig geplant und begleitet werden muss. Bei der Herstellung von Korsetten ist die Erfahrung des Orthopädietechnikers, bei der Korsettabnahme die des behandelnden Orthopäden von entscheidender Bedeutung. Aus diesem Grunde sollte eine solche Behandlung nur einem Behandlungsteam vorbehalten bleiben, welches im Jahr mindestens 50 SkoliosepatientInnen versorgt. Für den guten Korrektureffekt müssen Mechaniker und Arzt sorgen, für die gute Tragezeit die PatientInnen selbst, unterstützt durch das gesamte Behandlungsteam.

Literatur

Aker PD, Gross AR, Goldsmith CH, Peloso P. Conservative management of mechanical neck pain: systematic overview and meta-analysis. BMJ 1996 Nov 23; 313 (7068): 1291–6

Aubin CE, Lobeau D, Labelle H, Maquighen-Godillon AP, Le Blanc R, Dansereau J. Planes of maximum Deformity in the Scoliotic Spine. In: Stokes I (ed). Research into Spinal Deformites, 2nd Ed. Amsterdam: IOS Press, 1999: 45–48

Basmajian JV, De Luca CJ. Muscles alive, their functions revealed by electromyography. 5. Auflage. Baltimore: Williams & Wilkins, 1985

Beauchamps M, Labelle H, Grimard G et al. Diumal Variation of Cobb Angle Measurement in Adolescent Indopathic Scoliosis. Spine 1993, 18: 1581–1883

Bjure J, Grimby G, Nachemson, A. The effect of physical training in girls with idiopathic scoliosis. Acta Orthop Scand. 1969; 40: 325–333

Birch NC, Sly C, Brooks S, Powles DP. Anti-inflammatory drug therapy after arthroscopy of the knee. A prospective, randomised, controlled trial of diclofenac or physiotherapy. J Bone Joint Surg Br 1993 Jul; 75(4): 650–2

Blencke, A. Orthopädische Sonderturnkurse. Stuttgart, Enke, 1913

Bloch R. Methodology in clinical back pain trials. Spine 1987; 12: 430–432

Blount WP, Moe JH. The Milwaukee Brace. Baltimore, Williams & Wilkins, 1980

Bower E, McLellan DL, Arney J, Campbell MJ. A randomised controlled trial of different intensities of physiotherapy and different goal-setting procedures in 44 children with cerebral palsy. Dev Med Child Neurol. 1996 Mar; 38(3): 226–37

Brayda-Brung M et al. Physiokinesitherapy in the treatment of painful scoliosis in the adult. In: Bartolozzi P, Ponte A, Grassi GA, Savini R, Travaglini & Winter RB (eds). Progress in spinal pathology. New York, Springer 1990, 5: 91–95

Brooks HL, Azen SP, Gerberg EL et al. Scoliosis: a prospective epidemiologiccal study. J Bone Joint Surg [Am]. 1975; 57: 968

Bunnell WP, Mc Evans BD, Daja Kuma VS. The use of plastic jackets in the non-operative treatment of idiopathic scoliosis. J Bone Joint Surg. 1980; 62A: 31–38

Bunnell WP. An objective criterion for scoliosis screening. J. Bone Joint Surg (Am). 1984; 66A: 1381

Burwell, RG. Aetiology of idiopathic scoliosis: current concepts. Pediatric Rehabilitation 6:137–170, 2003

Buschmann-Steinhage R. Einrichtung der Rehabilitation und ihre Aufgaben. In. Rehabilitationsmedizin. Delbrück & Haupt E., München, Urban u. Schwarzenberg 1998: 23–89

Caillens JP, Yarrousse Y, Adrey J, Goulesque X. Kreuzschmerz und Lumbalskoliose des Erwachsenen. In: Weiß HR. Wirbelsäulendeformitäten, Bd 1. Heidelberg: Springer; 1991: 49–58

Cockcroft AE, Saunders MJ, Berry G. Randomised controlled trial of rehabilitation in chronic respiratory disability. Thorax 1981 Mar; 36(3): 200–3

Creasy TS, McMillan PJ, Fletcher EW, Collin J, Morris PJ. Is percutaneous transluminal angioplasty better than exercise for claudication? Preliminary results from a prospective randomised trial. Eur J Vasc Surg 1990 Apr; 4(2): 135–40

Cobb JR. Outlines for the Study of Scoliosis Measurements from Spinal Roentgenograms. Phys. Ther. 1948; 59: 764–765

Coillard C, Rivard CH. The Dynamic Corrective Brace: a new therapeutic concept. Vortrag auf dem 3. Internationalen Kongress der SIRER. Ecole Normale Supérieure, Lyon, France, November 1997

Coillard C, Leroux M, Badeaux J, Duval I, Rivard CH. Idiopathic Scoliosis reducibility. Vortrag auf dem Kongress der Quebec Scoliosis Society, Sainte-Foy, Quebec, April 1998

Collis DK, Ponseti IV. Long-term follow-up of patients with idiopathic scoliosis not treated surgically. J Bone Joint Surg [Am]. 1969; 51: 425–445

Coxhead CE, Inskip H, Meade TW, North WR, Troup JD. Multicentre trial of physiotherapy in the management of sciatic symptoms. Lancet 1981 May 16; 1(8229): 1065–8

Daler S, Mouilleseaux B, Diana G et al. Orthèse élastique trois points pour le traitement des scolioses lombaires idiopathiques évolutives de l'adolescent. Vortrag auf der 21. Jahrestagung der GEKTS, 15–16 Okotober, Genf, 1993

Danielsson AJ, Wiklund I, Pehrrson K, Nachemson AL. Health-related quality of life in patients with adolescent idiopathic scoliosis: a matched follow-up at least 20 years after treatment with brace or surgery. Euro Spine J 2001; 10:278–288

Danielsson AJ, Nachemson AL. Radiologic Findings and Curve Progression 11 Years After Treatment for Adolescent Idiopathic Scoliosis. Comparison of Brace and Surgical Treatment With Matching Control Group of Straight Individuals. Spine 2001;26 (5):516–52

Deacon P, Flood BM. Idiopathic scoliosis in three dimensions: a radiographic and morphometric analysis. J Bone Joint Surg (br), 66-B:509–512, 1984

Delahuerta F, Leroux MA, Zabjek KF, Coillard C, Rivard CH. Stereovideographic evaluation of the postural geometry of the healthy subject and the scoliosis subject. Annales de chirurgie 1998; 52(8): 776–783

Deviren V, Berven S, Kleinstueck F et al.: Predictors of flexibility and pain patterns in thoracolumbar and lumbar idiopathic scoliosis. Spine. 2002 Nov 1; 27(21):2346–9

Dickson RA, Lawton JO, Archer IA, Butt WP. The pathogenesis of idiopathic scoliosis. Biplanar spinal asymmetry. J Bone Joint Surg Br. 1984 Jan;66(1): 8–15

DiRocco PJ, Vaccaro P. Cardiopulmonary function in adolescent patients with mild idiopathic scoliosis. Arch Phys Med Rehabil. 1988; 69: 198–201

Dmitrieva GP, Nazarova RD, Peresetsky AA et al. Efficiency of the conservative treatment in idiopathic scoliosis. Mathematical Models of the effect of the brace treatment in patients with adolescent idiopathic scliosis. In: Stokes IAF (ed) Technology and

Informatics. Research into Spinal Deformities 2. IOS Press, Burlington, Vermont 1999: 325–328

Drerup B. Die Form der skoliotischen Wirbelsäule. Vermessung und mathematische Analyse von Standard-Röntgenaufnahmen. Stuttgart: Fischer; 1993

Ducongé P. Le Corset Actif Ou 3 Valves. In: Ducongé P. La Scoliose. Vingt Années de Recherches et D'Expérimentation. Montpellier: Sauramps; 1991 pp 151–165

Ducongé P. Der Skoliotische Flachrücken. Krankengymnastische Therapieansätze. In: Weiß, H.R.: Wirbelsäulendeformitäten (Vol.2), Gustav Fischer Verlag, Stuttgart, 63–64, 1992

Duriez J. Evolution de la scoliose idiopathique chez l'adulte. Acta Orthop Belg. 1967; 33: 547–550

Duval-Beaupere G, Taussig G, Mouilleseaux B, Pries P, Mounier C. Prognostic factors for idiopathic scoliosis. In: Dansereau J. (ed) International Symposium on 3D Scoliotic Deformities. Stuttgart: Fischer; 1992, pp 211–216

Eger T, Cordes U. Skoliose – Indikation für ein Sportverbot. Orthop Prax 1992; 2: 84–87

Emans JB, Kaelin A, Bancel P et al. The Boston bracing system for idiopathic scoliosis. Follow-up results in 295 patients. Spine 1995; 11: 792–801

Farkas A. Über die Bedingungen und auslösenden Momente bei der Skolioseentwicklung. Stuttgart, Enke 1925

Ferraro C, Masiero S, Venturin A et al. Effect of exercise therapy on mild idiopathic scoliosis. Preliminary results. Europa Medico Physica 1998; 34; 1: 25–31

Ferraro C, Masiero S, Venturin A et al. Effect of exercise therapy on mild idiopathic scoliosis. Preliminary result. Europa Medico Physica, 34:25–31, 1998

Flowers NC, Horan LG. Subtle signs of right ventricular enlargement and their relative importance. In: Schlant RC, Hurst JW. Advances in electrocardiography. New York, London, Grune & Stratton, 1972

Focarile FA, Bonaldi A, Giarolo MA, Ferrari U, Zilioli E, Ottaviani C. Effectiveness of nonsurgical treatment for idiopathic scoliosis. Overview of available evidence. Spine 1991; 16(4): 395–401

Forster DP, Frost CE. Cost-effectiveness study of outpatient physiotherapy after medical meniscectomy. Br Med J (Clin Res Ed) 1982 Feb 13; 284(6314): 485–7

Frederico DJ, Renshaw TS. Results of Treatment of Idiopathic Scoliosis with the Charleston Bending Orthosis. Spine 1990; 15: 886–892

Freidel K, Petermann F, Reichel D et al. Stationäre Intensivrehabilitation bei Skoliose – Medizinischer und psychosozialer Outcome. ZRF, Bremen, 1999

Freidel K, Petermann F, Reichel D, Petra Warschburger, Weiß H.R: Stationäre Intensivrehabilitation bei Skoliose. Medizinischer und psychosozialer Outcome. VZR, Bremen, 1999

Frost H, Klaber Moffet JA, Moser JS, Fairbank JC. Randomised controlled trial for evaluation of fitness programme for patients with chronic low back pain. BMJ 1995 Jan 21; 310(6973): 151–4

Frost H, Lamb SE, Klaber Moffet JA, Fairbank JC, Moser JS. A fitness programme for patients with chronic low back pain: 2-year follow-up of a randomised controlled trial. Pain 1998; Apr; 75 (2–3): 273–9

Frymoyer JW, Newberg A, Pope MH et al. Spine radiographs in patients with low-back pain: an epidemiologic study in men. J Bone Joint Surg [Am.]1984; 66: 1048–1055

Frymoyer JW, Rosen JC, Clements et al. Psychologic factors in low-back pain disability. Clin Orthop.1985; 195: 178–184

Gam AN, Warming S, Larsen LH, Jensen B, Hoydalsmo O, Allon I, Andersen B, Gotzsche NE, Petersen M, Mathiesen B. Treatment of myofascial trigger-points with ultrasound combined with massage and exercise – a randomised controlled trial. Pain 1998 Jul; 77(1): 73–9

Gocht. Ein einfacher Extensions- und Lordierungsapparat für Rückgratverkrümmungen. Verhandlung der deutschen Gesellschaft für orthopädische Chirurgie, 8. Kongress. Z. Orthop.1909; 24: 289–295

Götze HG. Die Rehabilitation jugendlicher Skoliose-PatientInnen. Untersuchungen zur cardiopulmonalen Leistungsfähigkeit und zum Enfluß von Krankengymnastik und Sport (Habilitation Thesis). Westfälische Wilhelms-Universität, Münster, 1976: 206–209

Götze HG, Seibt G, Günther U. Metrische Befunddokumentation pulmonaler Funktionswerte von jugendlichen und erwachsenen Skoliose-PatientInnen unter einer vierwöchigen Kurbehandlung. Z. Krankengymnastik. 1977; 30: 228–333

Goldberg CJ, Moore DP, Fogarty EE, Dowling FE. Adolescent idiopathic scoliosis: the effect of brace treatment on the incidence of surgery. Spine, 26:42–47, 2001

Gordon M et al. Reflex and cerebellar influences on A and on rhythmic tonic Y in the intercostal muscle. J Phys 1984: 898

Graf H, Dauny G. Analyse Tridimensionelle Des Scolioses – Application A L'Appareillage – Le Corset 3D. Résonnances Européennes du Rachis 1993; 1: 25–31

Green S, Buchbinder R, Glazier R, Forbes A. Systematic review of randomised controlled trials of interventions for painful shoulder: selection criteria, outcome assessment, and efficacy. BMJ 1998 Jan 31; 316(7128): 354–60

Greulich WW, Pyle SI. Radiographic Atlas of skeletal development of the head and wrist. 1559, Standford, Standford University Press

Grill F. Die Korsettversorgung. Vortrag im Rahmen der Sitzung der Vereinigung für Kinder-Orthopädie im Rahmen des Deutsch Österreichischen Orthopädenkongresses, 17.–21. September 1997, Wien

Guyatt G, Keller I, Singer I et al. Controlled trial of respiratory muscle training in chronic airflow limitation. Thorax 1992; 47 (8): 598–602

Haglund P. Die Entstehung und Behandlung von Skoliosen. S. Karger Berlin, 1916

Hanke P. Skoliosebehandlung auf entwicklungskinesiologischer Grundlage in Anlehnung an die Vojta-Therapie. Vortrag am 2.2.1983 in Würzburg. Diskussionsreihe „Krankengymnastische Skoliosetherapie" der Arbeitsgemeinschaft Atemtherapie im ZVK; 1983

Hanks G, Zimmer B, Nogi J. TLSO Treatment of Idiopathic Scoliosis – An Analysis of the Wilmington Jacket. Spine 1988; 13: 626–629

Hawes M. Impact of spine surgery on signs and symptoms of spinal deformity, Pediatric Rehabilitation 9, in press, 2006

Hawes M, O'Brien J. The Transformation of Spinal Curvature into Spinal Deformity: Pathological Processes and Implications for Treatment. Scoliosis 1: 3, 2006

Heine J, Meister R. Quantitative Untersuchungen der Lungenfunktion und der arteriellen Blutgase bei jugendlichen Skoliotikern mit Hilfe eines funktionsdiagnostischen Minimalprogrammes. Z Orthop. 1972; 110: 56–62

Heine J. Die Lumbalskoliose. Stuttgart: Enke; 1980

Heine J. Spontanverlauf der idiopathischen Skoliose. Vortrag auf dem 2. Sobernheimer Skolioseworkshop am 25.4.1992

Heine J, Götze HG (1985) Endergebnisse der konservativen Behandlung der Skoliose mit dem Milwaukee-Korsett. Z Orthop 1985; 123: 323–337

Henke G. Rückenverkrümmungen bei Jugendlichen. Bern: Huber; 1982, pp 90–91

Heuer F. Zur Theorie der Skoliose. Darmstadt, Eduard Roether GmbH, 1927

Heydenreich A. Controlled reflex and stimulation therapy of functional vertebrogenic pain syndromes. Beitr Orthop Traumatol 1989 Mar; 36(3): 104–8

Hierholzer H. Objektive Analyse der Rückenform von Skoliose-PatientInnen. Stuttgart: Fischer; 1993, pp 72–78

Hobi V. Baseler Befindlichkeitsskala. Weinheim: Beltz Test Gesellschaft; 1985

Hoffa A. Lehrbuch der orthop. Chirurgie. Berlin; 1905

Hoffmann DA, Lonstein JE, Morin MM. Breast cancer in women with scoliosis exposed to multiple diagnostic X-rays; 1989

Hopf Ch, Heine J. Langzeitergebnisse der konservativen Behandlung der Skoliose mit dem Chêneau-Korsett. Z Orthop. 1985; 123: 312–322

Howell FR, Mahood JK, Dickson RA. Growth Beyond Skeletal Maturity. Spine. 1992; 17: 437–440

Hug O. Thorakoplastik und Skoliose. Stuttgart: Enke, 1921

Hur JJ. Review of research on therapeutic interventions for children with cerebral palsy. Acta Neurol Scand 1995 Jun; 91(6): 423–32

Karch J. Neue Wege zur Behandlung der Thorakolumbalskoliose – erste Ergebnisse. Vortrag zum 2. Sobernheimer Skoliose-Workshop am 25. April 1993

King HA, Moe JH, Bradford DS, Winter RB. The selection of fusion levels in thoracic idiopathic scoliosis. J Bone Joint Surg. 1983; 65A: 1302–1313

King HA, Moe, J.H., Bradford, D.S., Winter, R.B.: The selection of fusion levels in thoracic idiopathic scoliosis. J Bone Joint Surg, 65 A: 1302–1313, 1983

Klaber Moffett J, Torgerson D, Bell-Syer S et al. Randomised controlled trial of exercise for low back pain: clinical outcomes, costs, and preferences. BMJ 1999; 319: 279–283

Klapp R. Funktionelle Behandlung der Skoliose. Jena: Fischer; 1907

Klawunde G, Zeller HJ, Seidel H et al. Neurophysiologische und lungenfunktionsdiagnostische Untersuchungen zur Wirkung von Gymnastik und manueller Therapie bei juvenilen Skoliosen. Z. Physiother. 1988; 40: 103–111

Klisic P, Nikolic Z. Attitudes scoliotiques et scolioses idiopathiques: prévention à l'école. Personal communication. Journées Internationales sur la prévention des scolioses à l'âge scolaire. Rome 1982

Klisic P, Nikolic Z, Filipovic M. et al. Krankengymnastik in der Behandlung der leichten Skoliose. In: Weiß HR (Hrsg) Wirbelsäulendeformitäten I; Springer, Heidelberg 1991: 1–5

Klisic P, Nikolic Z. Scoliotic attitudes and idiopathic scoliosis. In: Proceedings of the International Congress on Prevention of Scoliosis in Schoolchildren (Milan: Edizioni Pro Juventute), pp 91–92, 1985

Koes BW, Assendelft WJ, van der Heijden GJ, Bouter LM, Knipschild PG. Spinal manipulation and mobilisation for back and neck pain: a blinded review. BMJ. 1991; Nov 23; 303(6813): 1298–303

Labelle H. Radiological Investigation of Idiopathic Scoliosis. Association d'Orthopédie de la Langue Francaise (AOLF), Brüssel, Belgien, May 1998

Landauer F. Ist die Therapie mit dem Chêneau-Korsett wirksam? In: Imhoff A (Hrsg) Fortbildung Orthopädie – Die ASG-Kurse der DGOT, Bd. 2: Wirbelsäule. Steinkopff, Darmstadt, 31–38, 1999

Lange F. Die Behandlung der habituellen Skoliose durch aktive und passive Überkorrektur. Stuttgart, Enke 1907

Lange F et al. Die Skoliose. Ergebn. Chir. 1913; 7: 748

Legaye J, Orban C. Evolution of scoliosis by Opitcal Scanner I.S.I.S. In: D'Amico M, Merolli A, Santambrogio GC, ed. Threedimenisonal Analysis of Spinal Deformities. Ed. Amsterdam. IOS Press 1995, pp 415–421

Lehnert-Schroth C. Unsere Erfahrungen mit einem Verkürzungsausgleich in der Skoliosebehandlung. Z. Orthop Praxis 27; 1981: 255–262

Lehnert-Schroth C. Die Beeinflussung der Lumbosakral-Skoliose durch die dreidimensionale Schrothsche Skoliosebehandlung. In: Meznik F, Böhler N. Die Skoliose. Uelzen: MLV mbH; 1982, pp: 116–118

Lehnert-Schroth C, Karch JC. Klinische Zeichen der lumbosakralen Gegenkrümmung bei Skoliosepatienten und der daraus resultierende aktive Korrekturaufbau. Z. Krankengymnastik 1989; 41: 1275–1279

Lehnert-Schroth C. Differentialdiagnose und –therapie der Beckenverwringung und Beinlängendifferenz in der Skoliosebehandlung mit Korsettversorgung. Orthopädie Technik 1992; 1

Lehnert-Schroth C. Dreidimensionale Skoliosebehandlung. 6. Auflage. Stuttgart: Urban & Fischer, 2000

Lempert G, Brodermann W. Entstehung und Beseitigung körperlicher Formfehler. Hamburg, Carl A. Langer, 1931

Lenke LG: Lenke classification system of adolescent idiopathic scoliosis: treatment recommendations. Instr Course Lect. 2005;54:537–42

Leong JC, Lu WW, Luk KD, Karlberg EM. Kinematics of the chest cage and spine during breathing in healthy individuals and in patients with adolescent idiopathic scoliosis. Spine 1999 Jul 1; 24(13): 1310–5

Lewit K. Postisometrische Relaxation in Kombination mit anderen Methoden muskulärer Fazilitation und Inhibition. Z. Manuelle Medizin. 1986; 24: 30

Ling PH. Zitiert aus Törngren LM: Lehrbuch der Schwedischen Gymnastik. 4. Aufl., Esslingen, 1924

Lonstein JE, Carlson JM. The prediction of curve progression in untreated idiopathic scoliosis during growth. J Bone Joint Surg. 1984; 66 A: 1061–1071

Lonstein J.E, Carlson J.M. The prediction of curve progression in untreated idiopathic scoliosis during growth. J Bone Joint Surg. 66-A,1061–1071, 1984

Lorenz A. Pathologie und Therapie der seitlichen Rückgratverkrümmungen (Scoliosis). Wien: Hölder; 1886

Mater M. Methoden der heutigen krankengymnastischen Behandlung bei Fehlhaltung und Fehlformen der Wirbelsäule. Z. Krankengymnastik 9: 6–8, 1957

Mcdonald AJ, Macrae KD, Master BR, Rubin AP. Superficial acupuncture in the relief of chronic low back pain. Ann R Coll Surg Engl 1983 Jan; 65(1): 44–6

Meade TW, Dyer S, Browne W, Townsend J, Frank AO. Low back pain of mechanical origin: randomised comparison of chiropractic and hospital outpatient treatment. BMJ 1990 Jun 2; 300(6737): 1431–7

Mellerowicz H, Böckel T, Neff G, Frey R (1994) Mittel- und Langzeitergebnisse der Behandlung von lumbalen Skoliosen mit dem Boston-Brace. Vortrag auf der 42. Jahrestagung der Vereinigung Süddeutscher Orthopäden e.V., 28. April bis 1. Mai, Baden-Baden, 1994

Meister R. Atemfunktion und Lungenkreislauf bei thorakaler Skoliose. Stuttgart: Thieme; 1980: 82–96

Mollon G, Rodot JC. Scoliosis structurales mineurs et kinesithérapie. Etude statistique comparative et résultats. Kinésithér. Scient 1986; 244: 47–56

Mollon G, Rodot JC. Scolioses structurales mineures et kinesithérapie. Etude statistique comparative des résultats. Kinésithérapie Scientifique, 244 :47–56, 1986

Murrell GAC, Conrad RW, Moorman CT, Fitsch RD. An Assessment of the Reliability of the Scoliometer. Spine. 1993; 6: 709–712

Nachemson AL. Etiology and Natural History of Scoliosis. 1st European Congress on Scoliosis and Kyphosis, Dubrovnik, 1984

Nachemson AL, La Rocca H. Editorial: Spine 1987; 12: 427–429

Nachemson AL. Psychosocial Factors in Scoliosis. Guest Lecture anläßlich des Ninth International Phillip Zorab Scoliosis Symposiums, 16–17 September 1993

Nash CL, Moe JH. A study of vertebral rotation. J Bone Joint Surg. 1969; 51A: 223–229

Nash CL, Gregg EC, Brown RH. Risks of exposure to X-rays in patients undergoing longterm treatment for scoliosis. J Bone Joint Surg. 1979; 61 A: 371

Negrini A. Forschungsdaten und ihre Konsequenzen für die Krankengymnastik. In:

Weiß, H.R. Wirbelsäulendeformitäten (Vol. 2), Gustav Fischer Verlag, Stuttgart, 85–88, 1992

Negrini S, Fusco C, Minozzi S, Atanasio S, Zaina F, Romano M. 2008. Exercises reduce the progression rate of adolescent idiopathic scoliosis: Results of a comprehensive systematic review of the literature. Disability and Rehabilitation 30(10): 772–85.

Niederhöffer L von. Neue Beobachtungen über die Mechanik der breiten Rückenmuskeln und über deren Beziehungen zur Skoliose. München/Berlin: Verlag Rudolph Müller und Steinicke; 1929

Niederhöffer L von. Zur Behandlung von Rückgratverkrümmungen. Zeitschrift für Krüppelfürsorge. 1936; 29: 134

Niederhöffer L von. Die Behandlung von Rückgratverkrümmungen (Skoliose) nach dem System Niederhöffer. Berlin: Osterwieck; 1942

Niethardt FU. Die konservative Skoliosebehandlung. Z Krankengymnastik. 1986; 2: 92

Nguyen VH, Badeaux J, Leroux M, Coillard C, Rivard, CH. Classification of Idiopathic Scoliosis and therapeutic results. Vortrag auf dem Kongress der Quebec Scoliosis Society, Sainte-Foy, Quebec, April 1998

Nguyen VH, Leroux M, Badeau J, Zabjek K, Coillard C, Rivard CH. Classification of scoliosis of left thoracolumbar according to their morphologic, radiological and their geometric posture. Annales de chirurgie 1988; 52(8): 752–760

Ocarzuk L. Grundlagen der Skoliosebehandlung mit der Propriozeptiven Neuromuskulären Fazilitation. In: Weiß, H.R. Wirbelsäuelndeformitäten (Vol. 3), Gustav Fischer Verlag, Stuttgart,11–30, 1994

Olafson Y et al. Boston brace in the treatment of idiopathic scoliosis. J Pediatr. Orthop 1995;15: 524–527

Oldevig J. Ein neues Gerät und neue Übungen der Schwedischen Heilgymnastik zur Behandlung von Rückgrats-Verkrümmungen. Berlin, Springer, 1913

Ollier M. Olympe: (Orthèse Lyonnaise Massues Pression Elastique) „Stretch Brace". Vortrag auf der 19. Jahrestagung der GEKTS, Modena 18–19 Oktober 1991

Ozarcuk L. Grundlagen der Skoliosebehandlung mit der propriozeptiven neuromuskulären Fazilitation (PNF). In: Weiß HR (Hrsg) Wirbelsäulendeformitäten Bd. 3, 1994: 11–30

Padua S, Cianfelli M, Serra F. Low back pain and lumbar apin in adult scoliosis. In: Bartolezzi A, Ponte G, Frasi R, Savini F, Travaligni & Winter RB (eds). Progress in spinal pathology. New York, Springer 1990; 5: 85–90

Paré A. Oeuvres complètes. Ed. Par Malgaigné, Tome II, Chap. VIII, 1840: 611

Pauschert R, Niethard F. Ergebnisse der krankengymnastischen Behandlung auf neurophysiologischer Grundlage bei idiopathischer Skoliose: Eine prospektive Analyse. In: Weiß HR. Wirbelsäulendeformitäten, Bd 3. Stuttgart: Fischer; 1994

Pehrsson K, Larsson S, Oden A et al. Long-Term Follow-up of Patients with Untreated Scoliosis. A Study of Mortality, Causes of Death, and Symptoms. Spine. 1992; 17: 1091–1096

Perdriolle R, Vidal J. Thoracic Idiopathic Scoliosis Curve, Evolution and Prognosis. Spine. 1985; 10: 785–791

Perdriolle R. Natürlicher Verlauf und Prognose der thorakalen und thorakolumbalen idiopathischen Skoliose. In: Weiß HR (Hrsg). Wirbelsäulendeformitäten Bd 2. Stuttgart, Jena, New York: Fischer; 1993, pp 83–84

Petermann F, Warschburger P. Medizinische Kinderrehabilitation: Anforderungen und Konzepte. Präv.-Rehab. 1996; 4: 140–149

Petermann F, Warschburger P. Kinderrehabilitation: Grundbegriffe, Aufgabenfelder und Ziele. In F. Petermann & P. Warschburger (Hrsg.) Kinderrehabilitation (17–34) Göttingen: Hogrefe 1999

Peterson L-E, Nachemson AL. Prediction of Progression of the Curve in Girls Who Have Adolescent Idiopathic Scoliosis of Moderate Severity (25–35 degrees). J Bone Joint Surg ;77-A:823–827, 1995

Pienimaki T, Karinen P, Kemila T, Koivukangas P, Vanharanta H. Long-term follow-up of conservatively treated chronic tennis elbow patients. A prospective and retrospective analysis. Scand J Rehabil Med 1998 Sep; 30(3): 159–6

Port K. Über das Wesen der Skoliose. Eine klinische und röntgenologische Studie. Stuttgart: Enke, 1922

Price C, Scott D, Reed FE et al. Nighttime Bracing for Adolescent Idiopathic Scoliosis with the Charleston Bending Brace. Spine. 1990; 15: 1294–1299

Puigdevall N, Urrutia A, Quera-Salvá G, Rigo M. Aspects bioméchaniques des exercises spécifiques pour les scolioses thoraco-lombaires. In: Proceedings Book des XXI e Congrès du GEKTS: Evolution et Evaluation des Scolioses. Genève, Suisse, 15–16 Octobre 1993

Raso VJ. Biomechanical factors in hte etiology of idiopathic scoliosis. Spine: State of the Art Reviews, 14: 335–338, 2000

Rigo M, Quera-Salvá G, Puigdevall N. Effect of the exclusive employment of physiotherapy in patients with idiopathic scoliosis. Retrospective study. In: Proceedings of the 11th International Congress of the World Confederation For Physical Therapy. London, 28 July – 2 August, 1991: 1319–1321

Rigo M, Quera-Salvá G, Puigdevall, N. Auswirkungen der Schrothschen Drehwinkel-Atmung auf die dreidimensionale Verformung bei idiopathischer Thorakalskoliose. In: Weiß HR. Wirbelsäulendeformitäten, Bd 3. Stuttgart: Fischer 1994: 87–92

Rigo M. The King Classification in Brace Construction. Vortrag auf dem 2. Sobernheimer Korsettworkshop, 31. Mai – 1. Juni 1996, Sobernheim

Rigo M. Pelvis Asymmetry in Idiopathic Scoliosis. Evidence of Whole Torsional Body Deformity? In: Sevastik JA, Diab KM (eds). Technology and Informatics 37: Research into Spinal Deformities 1, IOS Press; 1997

Rigo M, Quera-Salvá G, Puigdevall N. Effect of the exclusive employment of physiotherapy in patients with idiopathic scoliosis. Retrospective study. In: Proceedings of the 11th International Congress of the World Confederation For Physical Therapy. London, 28 July – 2 August; pp:1319–1321, 1991

Rigo M, Quera-Salvá G, Puigdevall N. Auswirkungen der Schrothschen Drehwinkel-Atmung auf die dreidimensionale Verformung bei idiopathischer Thorakalskoliose. In: Weiß H.R. Wirbelsäulendeformitäten (vol3). Stuttgart: Fischer pp:87–92, 1994

Rigo M, Reiter Ch, Weiß H.R. Effect of conservative management on the prevalence of surgery in patients with adolescent idiopathic scoliosis. Pediatric Rehabilitation, 6:209–214, 2003

Rigo M. Biomechanics and classification of scoliosis. Instructional course lecture. SANOMED brace course, Kell am See, November 2004

Rigo M. Intraobserver reliability of a new classification correlating with brace treatment. Pediatric Rehabilitation7:63, 2004

Robeer GG, Brandsma JW, van der Heuvel SP, Smit B, Oostendorp RA, Wittens Ch. Exercise therapy for intermittent claudication: a review of the quality of randomised clinical trials and evaluation of predictive factors. Eur J Vasc Endovasc Surg 1998 Jan; 15(1): 36–43

Rogala EJ, Drummond DS, Gurr J. Scoliosis: incidence and natural history. A prospective epidemiological study. J Bone Joint Surg. 1978; [Am]60: 173–176

Rompe G, Köster G. Grundlagen der krankengymnastischen Behandlung idiopathischer Skoliosen im Kindesalter. Z Krankengymnastik. 1975; 9: 297

Rowe DE et al. A Meta-Analysis of the Efficiency of Non-Operative Treatments for Idiopathic Scoliosis. J Bone Joint Surg. 1997; Am 79: 664–67

Sahlstrand T, Lidström J. Equilibrium factors as predictors of the prognosis in adolescent idiopathic scoliosis. Clin Orthop 1980; 152: 232

Sastre S, Moreno A, Pegold Ch. Treatment of Scoliosis. F.E.D. System (Tridimensional Fixation of vertebral column with suspension and de-rotatory pressure). In: Proceedings Book III of the 11 th International Congress of the World Confederation for Physical Therapy. London, 28 July – 2 August 1991: 1315–1318

Schanz A. Die statistischen Belastungsdeformitäten der Wirbelsäule mit besonderer Berücksichtigung der kindlichen Wirbelsäule. Stuttgart: Enke; 1904

Schlegel KF. Die Skoliosebehandlung nach Schroth. Z Orthop. 1976; 114: 761

Schmitt O. Skoliosefrühbehandlung durch Elektrostimulation. Stuttgart: Enke; 1985

Schneider G. Behandlungsergebnisse der Skoliosebehandlung nach PNF. In: Weiß HR (Hrsg) Wirbelsäulendeformitäten Bd 3, 1994: 32–40

Schröder K. Persönlichkeit, Ressourcen und Bewältigung. In R. Schwarzer (Hrsg), Gesundheitspsychologie. Göttingen, Hogrefe, 2. überarb. und erw. Auflage; 1997: 319–437

Schroth K. Die Atmungskur. Chemnitz: G. Zimmermann; 1. Auflage 1924

Schroth K. Gefahren bei der Behandlung seitlicher Rückgratverkrümmungen. 2. Bildprospekt. Zimmermann, Chemnitz, 1. Auflage 1929

Schroth K. Behandlung der Skoliose (Rückgratverkrümmung) durch Atmungsorthopädie. In: Der Naturarzt (Hersg.: Deutscher Bund der Vereine für naturgemäße Lebens- und Heilweise Naturheilkunde). 1931: 11–15

Schroth K. Wie helfen wir den Rückgratverkrümmten? Sonderdruck aus Nr. 143 vom 25. Juni 1935 der „Obererzgebirgischen Zeitung" Buchholz

Schroth-Arbeitsgemeinschaft: Begleitheft zum A-Kurs, Selbstverlag, Sobernheim, 1986

Schwarzer R. Optimism, vulnerability and self-beliefs as health-related cognitions: A systematic overview. Psychology and Health 1994; 9: 161–180

Shneerson JM: The cardiorespiratory response to exercise in thoracic scoliosis. Thorax. 1978; 33: 457–463

Simard G, Leroux MA, Zabjek KF, Coillard C, Rivard CH. Automation of the acquisition of anthropometric measurements. Vortrag auf dem Kongress der Quebec Scoliosis Society, Sainte-Foy, Quebec, April 1998

Simpson K, Killian K, McCartney N, Stubbing DG, Jones NL. Randomised controlled trial of weightlifting exercise in patients with chronic airflow limitation. Thorax 1992 Feb; 47(2): 70–5

Smits JFA. Indikationen und Grenzen des Boston-Brace in der Skoliosebehandlung. In: Weiß HR (Hrsg). Wirbelsäulendeformitäten, Bd 2. Stuttgart: Fischer; 1992: 29–31

Smyth RJ, Chapman KR, Wright TA et al. Ventilatory patterns during hypoxia, hypercapnia and exercise in adolescents with mild scoliosis. Pediatrics. 1986; 77: 692–697

Sommerville EW. Rotational lordosis : the development of a single curve. Journal of Bone & Joint Surgery, 34-B:421–427, 1952

Sridhar P, Gregg E. A revised estimate of the risk of carcinogenesis from X-rays to scoliosis patients. Investigative Radiology. 1984; Jan–Feb: 58–60

Sunderland A, Tinson DJ, Bradley EL, Fletcher D, Langton Hewer R, Wade DT. Enhanced physical therapy improves recovery of arm function after stroke. A randomised controlled trial. J Neurol. Neurosurg Psychiatry 1992 Jul; 55(7): 530–5

Taylor AH, Doust J, Webborn N. Randomised controlled trial to examine the effects of a GP exercise referral programme in Hailsham, East Sussex, on modifiable coronary heart disease risk factors. J Epidemiol Community Health 1998 Sep; 52(9): 595–601

Tomaschewski R. Die Frühbehandlung der beginnenden idiopathischen Skoliose. In: Weiß, H.R.: Wirbelsäulendeformitäten (Vol. 2), Gustav Fischer Verlag, Stuttgart, 51–58, 1992

Turner-Smith AR. A television/computer three-dimensional surface shape measurement system. J Biomech. 1988; 21: 515–529

Vaysse C, Neiger H, Bruandet JM. Psoas et rotation vertébrale dans la scoliose lombaire. In: Ducongé P: La scoliose – vingt années de recherches et d'expérimentation. Sauramps Médical 1991: 97–104

Vojta V. Rehabilitation des spastischen infantilen Syndroms. Eigene Methodik. Beitr Orthop Traumat. 1965; 12: 557

Vojta V. Die cerebralen Bewegungsstörungen im Säuglingsalter. 2. Auflage. Stuttgart: Enke; 1976

Weber B, Smyth JP, Briscoe WA et al. Pulmonary function in asymptomatic adolescents with idiopathic scoliosis. Am Rev Respir Dis. 1975; 111: 389–397

Weber M, Hirsch S. Krankengymnastik bei idiopathischer Skoliose. Stuttgart: Fischer; 1986

Weinstein SL. Adolescent idiopathic scoliosis: prevalence, natural history, treatment indications. Iowa: University of Iowa Printing Service; 1985

Weinstein SL. Idiopathic Scoliosis. Natural History. Spine 1986;11:780

Weiß HR. Prävention sekundärer Funktionseinschränkungen bei Skoliose-PatientInnen im Rahmen einer mehrwöchigen krankengymnastischen Intensivbehandlung nach Schroth. Z Phys Med Baln Med Klim. 1988 (a); 17: 306

Weiß HR. Eine funktionsanalytische Betrachtung der dreidimensionalen Skoliosebehandlung nach Schroth. Z Krankengymnastik. 1988 (b); 40: 354–363

Weiß HR. Prävention und Rehabilitation von Skoliosefolgen im Erwachsenenalter. Z. Krankengym. 1989 (a); 41: 1271–1274

Weiß HR. Ein Modell klinischer Rehabilitation von Kindern und Jugendlichen mit idiopathischer Skoliose Orthop Prax. 1989 (b); 25: 93–97

Weiß HR. Krümmungsverläufe idiopathischer Skoliosen unter dem Einfluss eines krankengymnastischen Rehabilitationsprogrammes. Orthop. Prax. 1990 (a); 26,10: 648–654

Weiß HR. Beeinflussung skoliosebedingter Schmerzzustände durch ein krankengymnastisches Rehabilitationsprogramm. Orthop Prax 1990 (b); 26,12: 793–797

Weiß HR. The effect of an exercise program on vital capacity and rib mobility in patients with idiopathic scoliosis. Spine. 1991(a); 1: 89 –93

Weiß HR. Elektromyographische Befundkontrolle von PatientInnen mit idiopathischer Skoliose nach einer stationären Intensivbehandlung. In: Weiß HR (Hrsg.). Wirbelsäulendeformitäten. Bd 1. Stuttgart: Springer; 1991(b): 65–72

Weiß HR, Cherdron J. Ergebnisse einer Befragung von Skoliose-PatientInnen nach der Beschwerdeliste von v. Zerssen. Z. Krankengym. 1991; 43,4: 358–360

Weiß HR. Benefits of a Schroth Rehabilitation Program for Idiopathic Scoliosis Patients. In: Proceedings of the European Spinal Deformities Society, Lyon 17–19 Juni. Montpellier: Sauramps Medical; 1992: 233

Weiß HR, Cherdron J. Befindlichkeitsänderungen bei Skoliose-PatientInnen in der stationären krankengymnastischen Rehabilitation. Orthop Prax. 1992; 28,2: 87–90

Weiß HR. Scoliosis-Related Pain in Adults – Treatment Influences. European Journal of Physical Medicine and Rehabilitation. 1993 (a); 3: 91–94

Weiß HR. Imbalance of electromyographic activity and physical rehabilitation of patients with idiopathic scoliosis. European Spine Journal. 1993 (b); 1: 240–243

Weiß HR. Frühbehandlung der Skoliose durch peripher evozierte Posturalreaktionen. Z. Krankengymnastik 1993 (c); 4:408–415

Weiß HR, Cherdron J. Einflüsse des Schrothschen Rehabilitationsprogrammes auf Selbstkonzepte von Skoliose-PatientInnen. Rehabilitation. 1994; 33,1: 31–34

Weiß HR, El Obeidi, N. Die Wiederholbarkeit der Bestimmung der Winkelgrade nach Cobb. Vortrag auf dem 4. Skoliose-Workshop, April 1994, Sobernheim

Weiß HR. Zur Anschulung von Orthesen in der Skoliosebehandlung. Orthopädie Technik. 1994; 11, Dortmund

Weiß HR. Measurement of vertebral rotation: Perdriolle versus Raimondi. Eur Spine J. 1995 (a); 4: 34–38

Weiß HR. Quality criteria of scoliosis bracing – assessment of primary correction. Vortrag auf dem 20th annual meeting der British Scoliosis Society, 23.–24. März, Windermere 1995 (b)

Weiß HR. Preliminary Results of Specific Exercises During In-Patient Scoliosis Rehabilitation. In: D'Amico M et al. (Eds.). Threedimensional Analysis of Spinal Deformities. Amsterdam: IOS Press; 1995 (c): 385–391

Weiß HR. Cardiopulmonary Performance in Patients with Severe Scoliosis – Outcome after Specific Rehabilitation. In: D'Amico M et al. (Eds.). Threedimensional Analysis of Spinal Deformities. Amsterdam: IOS Press; 1995 (d):, 393–397

Weiß HR. Incidence of Postural Decompensation in a Sample of Patients with Severe Scoliosis – Influence of a Rehabilitation Program. In: D'Amico M et al. (Editors). Technology and Informatics. Threedimensional Analysis of Spinal Deformities. Amsterdam, Oxford, Washington DC: IOS Press; 1995 (e): 313–317

Weiß HR. Zur Wertigkeit der muskulären Dysbalance in der Behandlung der idiopathischen Skoliose. Orthop Prax. 1995 (f); 31: 383–387

Weiß HR. Standard der Orthesenversorgung in der Skoliosebehandlung. Med. Orth. Tech. 1995 (g); 115: 323–330

Weiß HR, El Obeidi N. Relationship Between Vertebral Rotation and Cobb-Angle as Measured on Standard X-Rays. In: D'Amico M et al. (Editors). Technology and Informatics. Threedimensional Analysis of Spinal Deformities. Amsterdam, Oxford, Washington DC: IOS Press; 1995: 155–159

Weiß HR, Bickert W. Veränderungen elektrokardiographisch objektivierbarer Parameter der Rechtsherzbelastung erwachsener Skoliose-PatientInnen durch das stationäre Rehabilitationsprogramm nach Schroth. Orthop Prax. 1996; 32, 7: 450–453

Weiß HR, El Obeidi N, Lohschmidt K, Thomas U. Die stationäre Skolioserehabilitation – eine „Worst-case"-Analyse. Orthop Prax. 1996; 32,2: 96–100

Weiß HR. The given biomechanical Individuality of the Patient has to be considered in Brace Construction. In: Sevastik JA, Diab KM (eds). Research into Spinal Deformities 1. Amsterdam: IOS Press; 1997: 465–469

Weiß HR, Lohschmidt K, El Obeidi, N. The automated surface measurement of the trunk – technical error. In: Sevastik JA, Diab KM (eds). Research into Spinal Deformities 1. Amsterdam: IOS Press; 1997(a): 305–308

Weiß HR, Lohschmidt K, El Obeidi N. Trunk Deformity in Relation to Breathing – A Comparative Analysis with the Formetric System. In: Sevastik JA, Diab KM (eds). Research into Spinal Deformities 1. Amsterdam: IOS Press; 1997 (b): 323–326

Weiß HR, El Obeidi N, Lohschmidt K. The In-Patient Scoliosis Rehabilitation. A „Worst-Case" Analysis. In: Sevastik JA, Diab KM (eds). Research into Spinal Deformities 1. Amsterdam: IOS Press; 1997: 361–364

Weiß HR, Lohschmidt K, El Obeidi N, VerresCh. Preliminary results and worst-case analysis of in-patient scoliosis rehabilitation. Pediatric Rehabiliation. 1997; 1: 35–40

Weiß HR, Verres Ch, Lohschmidt K, El Obeidi N. Qualitätssicherung in der stationären Skolioserehabilitation durch vergleichenden Einsatz der automatisierten Oberflächenvermessung. Z. Orthop. 1997; 135A: 151

Weiß HR, Verres C. Der Einsatz von Oberflächenvermessungssystemen zur Beurteilung von Haltungsstörungen und Kyphosen. Orthop Prax 1998; 11: 765–769

Weiss HR. Die aktuelle krankengymnastische Behandlung der Skoliose. Orthop Prax 1998 (a); 9, 34: 590–597

Weiß HR. Die Indikation zur konservativen Behandlung der Skoliose aus ärztlicher Sicht. Orthopädie Technik 1998 (b); 2: 91–97

Weiß HR, Verres C, Neumann A. Skoliose und Psyche – Eine Studie bei Jugendlichen und jungen Erwachsenen. Orthop Prax 1998; 6: 367–372

Weiß HR, Verres C, Lohschmidt K. El Obeidi N. Schmerz und Skoliose – Besteht ein Zusammenhang? Orthop Prax 1998 (a); 34: 602–606

Weiß HR, Verres C, Lohschmidt K, El Obeidi N. Ergebnisqualitätsanalyse der Rehabilitation von Patienten mit Wirbelsäulendeformitäten durch objektive Analyse der Rückenform. Orthop Prax. 1998 (b); 34, 11: 770–775

Weiß HR. Stationäre Rehabilitation bei orthopädischen Erkrankungen. In: Petermann F, Warschburger P. Kinderrehabilitation. Göttingen: Hogrefe; 1999 (a): 221–232

Weiß HR. Epidemiologie und Risikofaktoren des chron. Kreuzschmerzes. Orthop. Prax. 1999 (b); 35, 8: 469–477

Weiß HR. Die Behandlung der idiopathischen Skoliose mit dem Chêneau-Korsett. In: Imhoff A (Hrsg) Fortbildung Orthopädie – Die ASG-Kurse der DGOT, Bd. 2: Wirbelsäule. Steinkopff, Darmstadt, 1999 (c):16–25

Weiß HR. Ich habe Skoliose. München: Pflaum, 1999 (d)

Weiß HR, Rigo M, Chêneau, J. Praxis der Chêneau-Korsettversorgung in der Skoliose-Therapie. Stuttgart: Thieme, 2000

Weiß HR. Skolioserehabilitation. Qualitätssicherung und Patientenmanagement. Stuttgart: Thieme, 2000

Weiß HR. The effect of an exercise programme on VC and rib mobility in patients with IS. Spine, 16:88–93, 1991

Weiß HR. Scoliosis-Related Pain in Adults – Treatment Influences. European Journal of Physical Medicine and Rehabilitation, 3:91–94, 1993

Weiß HR. Zur Anschulung von Orthesen in der Skoliosebehandlung. Orthopädie Technik; 11, Dortmund, 1994

Weiß HR. Standard der Orthesenversorgung in der Skoliosebehandlung. Med Orth Tech, 115: 323–330, 1995

Weiß HR. Die aktuelle krankengymnastische Behandlung der Skoliose. Orthop Prax 1998; 9, 34:590–597,1998

Weiß HR, Lauf R. Impairment of forward flexion – physiological or the precursor of spinal deformity? In: M. D'Amico, A. Morelli and G.c. Santambrogio (editors) Three Dimensional Analysis of Spinal Deformities (Amsterdam: IOS Press), pp. 307–312, 1995

Weiß HR, Rigo M. Cheneau, J.: Praxis der Chêneau-Korsettversorgung in der Skoliosetherapie. Stuttgart, Thieme 2000

Weiß HR, Rigo M. Befundgerechte Physiotherapie bei Skoliose. (Pflaum, München), 2001

Weiß HR, Heckel I, Stephan C. Application of passive transverse forces in the rehabilitation of spinal deformities: a randomized controlled study. Stud Health Technol Inform. 2002; 88: 304–8

Weiß HR, Weiß G, Schaar HJ. Incidence of surgery in conservatively treated patients with scoliosis. Pediatric Rehabilitation, Apr.–Jun. 6(2): 111–8, 2003

Weiß HR, Weiß G, Petermann F. Incidence of curvature progression in idiopathic scoliosis patients treated with scoliosis in-patient rehabilitation (SIR): an age- and sex-matched controlled study. Pediatr Rehabil, Jan–Mar; 6(1): 23–30, 2003

Weiß HG. Das „Sagittal Realignment Brace" (physio-logic brace) in der Behandlung von erwachsenen Skoliosepatienten mit chronifiziertem Rückenschmerz. Med Orth Tech, 125:45–54, 2005

Weiß HR. „Best Practice" in Conservative Scoliosis Care, Pflaum, München 2006

Weiß HR, Dallmayer R, Gallo D. Sagittal Counter Forces (SCF) in the treatment of idiopathic scoliosis – a preliminary report. Pediatric Rehabilitation 9: 24–30, 2006

Weiß HR, Klein R. Improving excellence in scoliosis rehabilitation – a controlled study of matched pairs. Pediatric Rehabilitation 9, in press

Weiß HR, Negrini S, Rigo M, Kotwicki T, Hawes MC, Grivas TB, Maruyama T, Landauer F (2006) Indications for conservative management of scoliosis (guidelines). Scoliosis 1: 05

Weiß HR, Hollaender M, Klein R (2006) ADL based scoliosis rehabilitation –the key to an improvement of time-efficiency? Stud Health Technol Inform 123: 594–598

Weiß HR, Klein R (2006) Improving excellence in scoliosis rehabilitation: a controlled study of matched pairs. Pediatr Rehabil 9: 3. 190–200 Jul/Sep

Weiß HR, Werkmann M, Stephan C (2007) Correction effects of the ScoliOlogiC „Chêneau light" brace in patients with scoliosis. Scoliosis 2: 01

Weiß HR, Werkmann M, Stephan C (2007b) Brace related stress in scoliosis patients – Comparison of different concepts of bracing. Scoliosis 2: 08

Weiß HR, Goodall D (2008) The treatment of adolescent idiopathic scoliosis (AIS) according to present evidence. A systematic review. Eur J Phys Rehabil Med 44: 2. 177–193 Jun

Weiß HR, Goodall D (2008b) Rate of complications in scoliosis surgery – a systematic review of the Pub Med literature. Scoliosis 3: 08

Weiß HR (2009) Instructional Course Lecture: Conservative Treatment of Scoliosis. 5th World Congress of ISPRM (Istanbul, Turkey, 13–17 June 2009)

Weiß HR (2010) Best Practice in conservative scoliosis care. Pflaum, Munich 3

Weiß HR, Goodall D (2010) Total case management – the key to really etimate cost effectiveness in certain orthopedic conditions in Germanys health system. The Internet Journal of Healthcare Administration. 7: 1.

Weiß HR, D Goodall (2010) Scoliosis Rehabilitation. http://cirrie.buffalo.edu/encyclopedia/article.php?id=49&language=en [In: JH Stone, M Blouin, editors. International Encyclopedia of Rehabilitation.]

Weiß HR (2010b) Das „Best Practice" Programm PT. Program of the 1st. International Scoliosis Workshop, April 17th in Gensingen, Germany

White AA, Panjabi M. The Clinical Biomechanic of Scoliosis. Clin. Orthop. 1976; 118: 101–108

Wullstein L. Die Skoliose in ihrer Behandlung und Entstehung nach klinischen und experimentellen Studien. Z Orthop. 1902; 10: 177

Yamaguchi C. Pulmonary function and movement of the thoracic cage in mild idiopathic thoracic scoliosis. Nippon Seikeigeka Gakkai Zasshi 1984 oct; 58 (10). 989–1002

Yilmaz H & Kozikoglu L: Inpatient rehabilitation – A systematic Pub Med review. The Internet Journal of Rehabilitation. 2010 Volume 1 Number 1

Young P, Dewse M, Fergusson W, Kolbe J. Improvements in outcomes for chronic obstructive pulmonary disease (COPD) attributable to a hospital-based respiratory rehabilitation programme. Aust N Z J Med 1999 Feb; 29(1): 59–65

Zabjek KF, Leroux MA, Simard G, Badeaux J, Coillard C, Roy MC, Rivard CH (1998) Evaluation of the accuracy of two instruments in this evaluation of postural geometry. Vortrag auf dem Kongress der Quebec Scoliosis Society, Sainte-Foy, Quebec, April 1998

Zander G. Über die Behandlung der habituellen Skoliose mittels mechanischer Gymnastik. Z für Orthop Chir Bd.2; 1893; pp 338

Sachverzeichnis